JN057632

事件現場における

事態対処医療

標準ガイドブック

監修

一般社団法人　日本臨床救急医学会

編集

日本臨床救急医学会
法執行機関との医療連携のあり方に関する検討委員会
研修コース等検討小委員会

へるす出版

「事態対処医療 標準ガイドブック」 の出版に寄せて

オリンピック・パラリンピック東京大会がいよいよ今夏に迫りました。東京大会の誘致が成功したのは，東京を含む我が国の治安の良さが大きなポイントだったと言われており，実際，我が国の治安情勢は，最近良好に推移しています。例えば，警察が認知した犯罪の件数は過去最低となり，また，交通事故死者数も統計を取り始めた昭和23年以来最低となっています。しかし，ここに至るまでの道は決して平坦なものではなく，一昔前に遡れば，我が国の治安は危機的とも言える状況にありました。

平成の時代だけをとってみても，7（1995）年には阪神・淡路大震災が発生して，6,400人余の方々が犠牲となりました。この年は，引き続いてオウム真理教による地下鉄サリン事件が発生しましたが，これは，死者13人，負傷者約6,300人という未曾有のテロ事件でした。また，警察が初めて化学兵器と対峙したという意味でも未曾有の事件でした。そして，23（2011）年には東日本大震災が発生し，津波等で約1万8,500人の方々が犠牲となりました。ここで，警察は原子力と対峙するという初めての経験をしました。このほか，平成の始めにはそれまで減少を続けてきた交通事故死者数が1万人を超え，14（2002）年には犯罪の認知件数が285万件と戦後のピークに達し，我が国の治安は危機的状況と言われました。その後，政府を挙げて，また関係の団体や企業のほか，地域等の皆様が様々な対策を講じた結果，情勢は沈静化していきましたが，この中で，交通事故対策としてドイツのドクターヘリが紹介され，その後これが各位の御努力でシステムとして出来上がったことは御承知のとおりです。

その後，人が死傷するような大きなテロ事件は幸いにして発生していませんが，数は必ずしも多くはないものの，一般人や警察官が命を落とすような人質立てこもり事件等の重大事案は発生していますし，目を昭和に転じれば，爆弾テロ等によって多数の人々が亡くなっています。我が国は決してテロと無縁な国ではありませんし，重大な凶悪事件も今後発生するものと考えておかなければなりません。

警察の目的は，人々が安全で安心して暮らせる社会をつくること，なかんずく人の命を救うことで，これは医療の世界と同じですが，医療との連携はこれまであまり考えられて来ませんでした。私は，平成25（2013）年に警察を辞しましたが，その後御縁があって緊急事態対処医療の勉強会に参加する機会を得ました（実はこの勉強会で本書の編集代表である布施明先生と知己を得ました）。ここでは，主に災害時の多機関連携に関する勉強をしましたが，DMATのほか，事件発生時のIMAT（Incident Medical Aid Team）についてもお話を聞く機会がありました。重大事案に際し，医療関係者が，時には捜査機関等と危険を共にするなど連携しつつ早期に医療を施し，人の命を守る活動をするというお話には，新鮮な驚きを覚え，頭の下がる思いがしました。お聞きするところ，例えば米国では，このような法執行機関における初動対応要員の救命救急のための活動には数十年の歴史があり，交渉，制圧等とともに，「救護」が一専門分野として確立しているとのことです。我が国においても，平成20（2008）年の秋葉原事件を契機に警察と医療の連携が進み，平成24（2012）年に我が国で初めて警視庁と日本医科大学との間で協定が結ばれ，連携する体制が出来上がりましたが，こうした事例はまだ少ないのが実態です。私ども公共政策調査会は，平成31

（2019）年３月に「東京オリンピック・パラリンピック競技大会等の開催に伴うセキュリティに係る提言書」（http://www.cpp-japan.org/pdf/20190326_security.pdf）を発出し，その中で，東京以外の各道府県においてもテロ等重大事案に備えた医療と警察との連携体制を確立するよう提言しました。今後こうした動きが更に進むよう期待しているところです。

　この度，日本臨床救急医学会「法執行機関との医療連携のあり方に関する検討委員会」と「法執行機関との医療連携のあり方に関する検討委員会研修コース等検討小委員会」が中心となって，我が国における事態対処医療の標準ガイドブックが取りまとめられ出版される運びとなりました。オリンピック・パラリンピック東京大会を控えたこの時期にこのような書籍が出版されることは，誠に時宜を得たもので，意義深いものと考えます。

　爆弾やハイジャック等のテロや人質立てこもり等の重大事案の発生は必ずしも多くはないかもしれません。しかし，我々は未来を予測することはできず，「あらゆる事態の出現，まずどんなことが起こっても驚かないように心の準備をしておくことは賢明」であり，「心の中，精神の裡に，明晰性への意志，しっかりとした知性の働きを持っておかなければならない」（岩波文庫，恒川邦夫訳）とはポール・ヴァレリーの言葉です。知性の働きによってあり得べき危機を見通し，それに備えなければならないのです。

　本書が，テロ等の重大事案で，危険な現場においても救護活動を開始する医療機関の初動対応要員やそのマネジメントにあたる管理職等の関係者の皆様に広く活用されることを期待するとともに，こうした事案の現場で対応に当たる警察，海上保安庁，消防等の関係機関において初動対応に携わる方々にも広く読まれ，これら関係者の間で事態対処医療への理解が深まることを期待し，併せて，今後，これら関係機関と医療との連携が大いに進展することとなるよう心から期待する次第です。

（公財）公共政策調査会理事長（元警察庁長官）

片桐　　裕

監修にあたって

　「事態対処医療」とは，事件現場で，警察などの法執行機関と医療機関が連携し，最前線から開始する医療活動，そしてそれを可能にする体制を言います。わが国では 2008 年に東京・秋葉原で無差別殺傷事件が起きました。海外では銃乱射事件が一度ならず起きています。2013 年にはアメリカのボストンマラソンの競技中に爆破テロ事件が発生しました。2020 年には東京でオリンピック・パラリンピックが開催されます。起きてはならないことですが，事件やテロに備えて，事態対処医療について理解しておくことは重要です。

　日本臨床救急医学会では，法執行機関における医療支援のあり方を学術的に検討し，そのための教育や研修などを提案するため，2015 年に「法執行機関との医療連携のあり方に関する検討委員会」を発足させました。またその下に研修コース等検討小委員会を設置し，布施明委員長を中心に，将来的なコース立ち上げを念頭に置いて，そのテキストとなる本書を企画し，委員が分担して執筆，その内容を検討してきました。

　本書は，事態対処医療の考え方から始まり，事態対処現場での対応，手技や資器材など"実践"に焦点をあて，医療者のみならず，現場で初動対応にあたる要員が自ら行えることに配慮した内容となっています。事件現場に医療チームが出動する機会が増えることも想定されます。関係機関の方々が，いざという時に的確に任務を遂行することができるよう，本書から事態対処医療の基本について学んでいただければ幸いです。

　2020 年 2 月

一般社団法人 日本臨床救急医学会
代表理事　坂本　哲也

編集にあたって

　2015年にわが国で初めての「事態対処医療」の手引書として米国救急医学会が作成したテキスト「Tactical Medicine Essentials」が翻訳・出版されて5年が経過しました。この出版を契機に，現場での事態対処医療の理解がさらに進み，2012年，日本初の警視庁IMATが組織され，続いて全国に事件現場で同じような医療支援の仕組みが整いつつあります。

　2018年12月21日には，「2020年東京大会等を見据えた主なテロ対策の推進状況」（首相官邸〈国際組織犯罪等対策推進本部〉決定）の「4. 重要施設の警戒警備及びテロ対処能力の強化」において "IMAT（事件現場医療派遣チーム）の協定締結医療機関拡大に係る取組を推進する" との文言が盛り込まれました。

　一方で，わが国の事態対処医療の標準化はこれからの課題と認識されています。2015年10月1日，日本臨床救急医学会に「18. 法執行機関との医療連携のあり方に関する検討委員会」が設置され，法執行機関と医療の連携を包括的に検討が始まりました。さらに，同委員会に「法執行機関との医療連携のあり方に関する検討委員会研修コース等検討小委員会」が設置され，"事態対処医療の標準化" の検討が始まりました。本書は，その検討をもとに，わが国における "事態対処医療の標準化" を進めることを目的として，編集されたものです。

　もとより，事態対処医療は実際には各現場ごとに違いがあります。そのため，編集にあたりわが国の法体制に則り，標準的に考慮されるべき内容を本書全体で網羅するように心がけました。内容のとおりにしなければならないというより，この内容をもとに各現場で，信頼関係を構築した法執行機関と医療チームによって，当該地域での医療体制とも整合性のある事態対処医療を原則に則って構築してもらいたいと願っています。

　本書が，危険な現場で任務を遂行する警察，海上保安庁等の法執行機関の隊員，および隊員を指揮する管理職，そして危機管理行政機関に従事する方々，医療関係者に幅広く活用いただければ幸いです。

2020年2月

日本臨床救急医学会「法執行機関との医療連携のあり方に関する検討委員会」委員長
日本医科大学付属病院　高度救命救急センター　教授
布施　　明

監　修

　一般社団法人 日本臨床救急医学会

編　集

　日本臨床救急医学会

　　法執行機関との医療連携のあり方に関する検討委員会研修コース等検討小委員会

　　　委員長：布施　　明

　　　委　員：井上　潤一，上村　修二，大西　光雄，清住　哲郎，後藤　浩也，

　　　　　　　高階謙一郎，徳野　慎一，萩原　　純，若井　聡智

執筆者（五十音順）

　井上　潤一／山梨県立中央病院［第 3 章-1］

　上村　修二／札幌医科大学［第 4 章-1］

　大西　光雄／国立病院機構大阪医療センター［第 3 章-2］

　清住　哲郎／防衛医科大学校［第 2 章-1］

　後藤　浩也／防衛医科大学校［第 4 章-2・3］

　高階謙一郎／京都第一赤十字病院［第 3 章-3］

　徳野　慎一／神奈川県立保健福祉大学［第 2 章-2］

　萩原　　純／日本医科大学［第 5 章-1］

　布施　　明／日本医科大学［第 1 章，第 5 章-2］

　若井　聡智／国立病院機構大阪医療センター［第 3 章-4］

目 次

第1章 事態対処医療について 　　　　　　　　　　　　　　　1

第2章 事態対処現場 　　　　　　　　　　　　　　　　　　9

第3章 活動区域と資格 　　　　　　　　　　　　　　　　　19

第4章　そのほかに考慮する事項　　　53

第1章

事態対処医療について

1 事態対処医療とは

「事態対処医療」とは，"ハイジャック，大量破壊兵器，CBRN，爆破テロ，要人警護に関わる事案，およびそのほか対処が困難な事案等で，法執行機関および医療機関が，関係機関と連携し傷病者の救命を目的として最前線の現場から行う医療・救護活動および同活動に必要な体制" を指す。"事態対処医療" は，"tactical emergency medical support"，"tactical medicine" を日本語に意訳したものである。米国では事態対処医療は救急医療の一分野，特に病院前救急診療の必須分野であり，法執行機関の部隊にとっても事態対処医療は必須の構成要素とされている。平時の特殊部隊員の健康管理，熱中症，低体温症など外因性疾患の対応等も包含されている。

　事態対処医療の目標は，"任務遂行の精度を高めること" にほかならない（表 1-1-1）。そのためには，隊員，巻き添え者，犯人の傷病や死亡を減らすのはもちろんのこと，医学的観点から環境や現場に潜む脅威もモニタリングし，後遺症にも留意する。近隣病院との連携など医学的な支援を行うことによって，隊員の負担軽減，活動時間縮小を図って，隊員の士気を高く保つように心がける。現場保全の意識を持つ，予防医学的見地を有することも必要である。CBRNE〔chemical（化学），biological（生物），radiological（放射性物質），nuclear（核），explosive（爆発物）；シーバーンと読む〕などの場合は標準の装備に加えて防護服を着用するため，熱中症対策は必須である。同様に任務・訓練中の低体温症などにも十分に配慮する必要がある。

　事態対処医療は，テロ対応などとして災害対応の枠の中で検討される場合もあるが，本来的には救急医療の一分野，特に病院前救急診療の必須分野である。また，事件現場での法執行機関の初動対応要員の初期救護レベルの向上は，治安の強化，ひいてはわが国の救急医療のレベルの向上にもつながる。

　法執行機関が行う事態対処医療は "平時下" で行われるものである。すなわち，"戦時下" の「戦術的戦傷救護」とは状況が異なるため，平時のわが国の法制下で施行可能な内容で "日本における事態対処医療" の体制を構築する必要がある。その点で米国の "tactical emergency medical support" とも概念は同様でも，実践的内容は異なるものとなる。

　本書では，わが国における事態対処医療の考え方から現場での手技までを概説する。

（布施 明）

表 1-1-1　**事態対処医療の目標**

1.　任務遂行の精度を高めること	7.　チームの士気を高く保つこと
2.　医学的側面から評価した脅威に備えること	8.　予防医学的見地から隊員の健康を維持すること
3.　環境の医学的影響をモニターすること	9.　関係機関や病院と連携すること
4.　隊員，巻き添え者，犯人の傷病や死亡を減らすこと	10.　隊員の負担を減らすこと
5.　活動中の負傷やそれに伴う後遺症を減らすこと	11.　犯罪現場の保全と基本的な検死の知識を有すること
6.　無駄な活動時間を減らすこと	

〔Schwartz RB, et al：Tactical Emergency Medical Support and Urban Search and Rescue. Rosen's Emergency Medicine Concepts and Clinical Practice. 7th ed, Mosby, 2010, pp2476-2483 より一部改変〕

2 事態対処医療の手順と他の応急救護・外傷プログラムとの整合性

外傷や心肺停止などについて，病院前から搬送，救急室に至るまで多くの教育・研修コースが存在する。外傷では，JPTEC™（Japan Prehospital Trauma Evaluation and Care），JNTEC™（Japan Nursing for Trauma Evaluation and Care），JATEC™（Japan Advanced Trauma Evaluation and Care），JETEC™（Japan Expert Trauma Evaluation and Care）などの研修コースがある。平成29（2017）年にはさらにJPTEC™ ファーストレスポンダーコースが整備され，初動対応要員に対しても研修が行える体制が整ってきている。心肺停止への対応でも，BLS（Basic Life Support），ACLS（Advanced Cardiovascular Life Support），ICLS（Immediate Cardiac Life Support）などさまざまなコースが存在し，現場での応急処置の普及に貢献している。

このような既存の教育・研修コースは疾患・症状別であるのに対し，事態対処医療は傷病が起きている状況・場所によって区分されたものである。すなわち，平時下ではあるもののテロや立てこもり事案発生などにより，交戦中，二次起爆の危険性が存在する場合に行う医療支援は安全な現場とは区別した考えに基づく実践が必要となり，これが事態対処医療の主要部分である（図 1-2-1）。

一方，"安全な現場において" 事態対処医療は，既存の教育・研修コースとの整合性はとれており，離齬が生じることはない。事件やテロが発生している状況であったとしても，危険な区域を脱して，離脱・救出，後送されてきた傷病者に対して安全な区域で行う救護処置等は既存コースの内容に一致している。

なお，事態対処医療の範疇は，本来，特殊部隊隊員の健康管理など予防面までカバーするものであるが，本書では現場での実践に焦点を当てて概説する。

（布施 明）

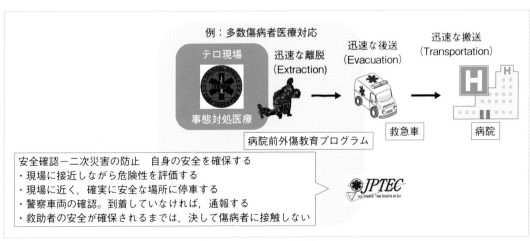

図 1-2-1　事態対処医療の位置づけ—既存のシステムとの整合性

3 諸外国の状況との比較

　事態対処医療の先進国である米国でも 1990 年代までは，平時に特殊部隊の医療支援を行うシステムは確立されていなかった。1993 年に American College of Emergency Medicine に事態対処医療を検討する部会が発足し，学術集会も開催され，その必要性が認識されたが，1996 年の調査では，SWAT（special weapons and tactics）の 78％でメディカルディレクターが存在せず，23％は事前計画がないという状況であった。その後，米国内で研修コースが開催され，特殊部隊等への事態対処医療の運用が一般的となっていった。

　さらに，1999 年に起こったコロンバイン高校銃乱射事件が，平時下でのテロ・事件に対する医療対応の必要性を知らしめることとなった。この事件で 13 人が犠牲となったが，特殊部隊が突入するまで最初の通報から 40 分ほどの間は警察・消防ともに建物の中に入ることもなく，現場で応急救護医療的な対応ができなかったとされている。危険な現場に入って二次被害を増やすことは厳に慎まなければならないが，それぞれの立場の者がその立場でできる応急救護・処置はある。

　そのような考えのもとに 2013 年に米国コネチカット州ハートフォード市で，米国外科学会を中心とした行政機関，軍，消防，警察，医療などの代表者・有識者による会議が開催され，銃乱射・多数殺傷事件（active shooter and intentional mass-casualty events）における傷病者救命のための方策がまとめられた。これをハートフォードコンセンサス（Hartford Consensus）という。

　このコンセンサスにおいて，銃乱射・多数殺傷事件で効果的に応急処置等を行うために，現場での立場を 3 つに分類した。

①一般即時対応者（immediate responders）：現場に居合わせた人で，非医療従事者であるが，直接圧迫止血やターニケットなどを用いた止血処置を行うことができる。

②初動対応要員（professional first responders）：現場・病院前に派遣される初動対応要員（非医療従事者を含む）で，ターニケットなどを用いた止血処置の訓練を受け，止血資材を携行し，処置を行える。後述（6 頁）する事態対処救護要員もここに含まれる。

③外傷医療従事者（trauma professionals）：病院で従事する医療従事者で，止血や確定的（根本）治療に必要な医療資源，技術を有する。

　初動対応要員のみならず，一般即時対応者まで分類していることは，一般市民を含めて社会全体に止血処置を普及させ，銃乱射・多数殺傷事件において負傷者の救命率を向上させようという強い意志を感じ取ることができる。実際に米国では一般市民を対象に止血講習などが多く開催され，止血処置を学ぶ機会が増加している。また，自動体外式除細動器（automated external defibrillator；AED）とともに止血バッグ（bleeding control bag）を公共施設，駅，空港，集客施設などに配備することも提案され，これらの内容は国家的な事業としてホワイトハウスのホームページにも掲載されている（図 1-3-1）。

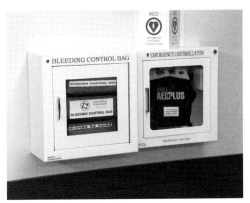

図 1-3-1　止血バッグと AED の配備例

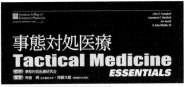
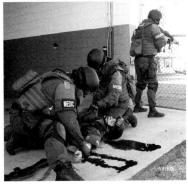

図 1-3-2　わが国で初めての「事態対
処医療」テキスト

表 1-3-1　わが国における事態対処医療の進展

年	主な内容	機　関
2008 年	（秋葉原無差別殺傷事件での現場出動）	東京 DMAT
2011 年	TacMed についてのわが国での学会発表	日本臨床救急医学会
2012 年	警視庁 IMAT の創設	警視庁×都内医療機関
2013 年	TacMed についての論文	日本臨床救急医学会雑誌
2014 年	特殊部隊と医療チームの定期訓練化 庁内 IMAT 運営委員会設置	警視庁警備課 警視庁総務部企画課
2015 年	わが国で初めての事態対処医療テキストの発刊 法執行機関との医療連携のあり方に関する検討委員会 職員受傷時の救命・救護体制に関する検討会	事態対処医療研究会 日本臨床救急医学会 海上保安庁警備救難課
2016 年	警視庁機動隊員への初期救護研修 事態対処医療に関するパネルディスカッション 伊勢志摩サミットでの警察への医療支援 千葉県警 IMAT 等全国への広がり 日本救急医学会総会での Richard Schwartz 教授の特別講演	警視庁警備部 日本臨床救急医学会 警察庁×医療機関 都道府県警 日本救急医学会
2017 年	報告書に事態対処医療の記載	消防庁

TacMed：tactical medicine（事態対処医療），IMAT：incident medical assistance team（事件現場医療派遣チーム）

　わが国で事態対処医療が認識されるきっかけとなったのは，無差別殺傷事件などの事件現場に医療チームが出動する事案などによって，警察と医療の連携の必要性を医療側が認識するようになったことである。2012 年に警察と医療が連携する初めての協定（警視庁 IMAT）が締結され，平成 27（2015）年にわが国で初めてのテキストである『事態対処医療—Tactical Medicine Essentials』（へるす出版）が刊行された（図 1-3-2）。また，同年，日本臨床救急医学会に警察や海上保安庁など法執行機関における医療支援のあり方，および具体的な業務を学術的に検討し，教育，研修などで検証し，政策的な提言を行うことを目的に「法執行機関との医療連携のあり方に関する検討委員会」が発足している（表 1-3-1）。

（布施　明）

4 本書の使い方

　本書が想定している読者は，一般市民の方，初動対応要員から外傷専門医などのプロフェッショナルまで幅広い。一般市民に対しては銃乱射・多数殺傷事件の現場に万が一居合わせてしまったとしても，止血など救命に直結する処置を自ら行えること，そして自らが行う処置の位置づけを全体像から把握できるように配慮した。行政や法執行機関の管理職においては，事態対処医療の概念と現場対応の実際を具体的にイメージできるようにしている。

　本書がメインとしている読者は，初動対応要員である。法執行機関であれ，消防機関であれ，銃乱射・多数殺傷事件のような現場に派遣された場合に，それぞれの任務の中でどのような応急手当・処置が可能かを示した。初動対応要員として適切な応急手当・処置は重要である。職務として一定頻度で外傷傷病者に遭遇する可能性のある場合，応急手当の実施に過失があった場合や，逆に応急手当を行わなかった場合（不作為）は法的な責任を問われる可能性があるからである。一方，ターニケットなどの医療資器材を使用した応急処置を行う場合，医師法第 17 条をどのように解釈するかも確認が必要である。

　『テロ災害等の対応力向上としての止血に関する教育テキスト（指導者用）』（平成 29 年度消防庁・救急業務のあり方に関する検討会/テロ災害等の対応力向上小会合）では，消防庁から厚生労働省への照会内容が付記されている（図 1-4-1）。厚生労働省の照会に対する回答を確認すると，非医療従事者である初動対応要員がターニケットを含む止血帯による圧迫止血を行うことは，緊急やむを得ない措置として行われるものであり，次の条件を満たす場合には，医師法違反とならないと解釈できる。

①医師等の管理下に置かれるまでの間において，応急処置を施さなければ生命の危険があり，または症状が悪化するおそれがあると認められる。

②使用者が適切な講習を受けている。

③必要に応じてメディカルコントロール協議会において事後検証を行う。

　したがって，法執行機関等は，自機関の初動対応要員に対して，銃乱射・多数殺傷事件等の現場に派遣される場合に備えて，同現場で行う応急手当・処置について適切な講習を行って，適応を誤らずに処置を行う必要があり，行った場合には，メディカルコントロール協議会等による適切な事後検証を行うことが求められる。

　事態対処医療の対応要員として代表的な呼称に，事態対処救護要員（tactical medical provider；TMP）がある。法執行機関の特殊部隊の中でその役割を担っている隊員を主に指すが，広義には特殊部隊員等の健康管理を行う医療スタッフ，テロ・事件現場での止血などの初期救護を指導する隊員なども含まれる。事態対処医療は，法的執行機関の特殊部隊に対して任務中のみならず訓練時にも病院前救急医療として提供される。事態対処救護要員は事態対処医療の訓練を受け，特殊部隊

［参考］医師法第17条の解釈について

　ターニケットを含む止血帯を用いた止血は医行為であると解されるところ，救急救命士は，救急救命処置の範囲として，救急隊員及び准救急隊員は，応急処置として行うことが認められている。

　一方，テロ災害等の対応力向上として，消防隊員や救助隊員などの非医療従事者である消防職員（救急隊員及び准救急隊員を除く。）についても，テロ災害等が発生し，多数の傷病者が生じた場合等には，救命の観点から速やかな止血を行うことが求められる。

　このため，以下のとおり，医師法第17条の解釈について消防庁から厚生労働省に照会したところ，貴見のとおり，との回答があった。

　テロ災害等の対応力向上として，多数傷病者が発生している場面等，医療従事者の速やかな対応が得られない状況下で，非医療従事者である消防職員（救急隊員及び准救急隊員を除く。）が，重度の四肢の大出血に対し，ターニケットを含む止血帯による圧迫止血を行うことは，緊急やむない措置として行われるものであり，次の2つの条件を満たす場合には，医師法違反とはならないと解してよいか。

　　① 傷病者を医療機関その他の場所に収容し，又は医師等が到着し，傷病者が医師等の管理下に置かれるまでの間において，傷病者の状態その他の条件から応急処置を施さなければその生命が危険であり，又はその症状が悪化するおそれがあると認められること。
　　② 使用者が，以下の内容を含む講習を受けていること。
　　　・出血に関連する解剖，生理及び病態生理について
　　　・止血法の種類と止血の理論について
　　　・ターニケットの使用方法及び起こりうる合併症について

　なお，消防職員（救急隊員及び准救急隊員を除く。）が行うターニケットを含む止血帯による圧迫止血の実施状況については，必要に応じてメディカルコントロール協議会において事後検証を行うことを申し添える。

図 1-4-1　医師法第17条の解釈について
〔テロ災害等の対応力向上としての止血に関する教育テキスト（指導者用）．平成29年度消防庁・救急業務のあり方に関する検討会/テロ災害等の対応力向上小会合より抜粋〕

に帯同することを基本としている。その医療資格はさまざまであるが，資格に応じた医療救護・処置を行うこととなる。事態対処救護要員の任務は平時の特殊部隊員の健康管理から，現場では必要に応じて特殊部隊員，巻き込まれ者，被疑者などに対して医療救護・処置を行うことである。諸外国では，急襲，逮捕，救出，交渉などの担当に加えて，事態対処医療を特殊部隊の専門的任務として構成しており，隊員は複数の領域を担うことができる。わが国でも事態対処医療が特殊部隊の専門分野の一つとして確立され，部隊のサブユニットとして組織されることが望ましい。

　医療機関の医療職は，外傷診療に精通したうえで，銃乱射・多数殺傷事件等において病院前で施行される応急手当・処置を理解し，現場からの処置を引き継いで，継続的で確定的な外傷診療を行えるために必要な事態対処医療の実際をイメージできるようにしてある。また，連携する法執行機関等でテロ・事件対応における止血処置などの事態対処医療の教育・研修を行う機会があった際に，本書がその手引きとなれるように構成している。

（布施 明）

第 2 章

事態対処現場

1 外傷対応の基本

　わが国における外傷対応教育は，病院前の標準化手順である JPTEC™（Japan Prehospital Trauma Evaluation and Care）と，病院内の標準化手順である JATEC™（Japan Advanced Trauma Evaluation and Care）が整合性をもって整備されている（図 2-1-1）。事態対処現場においても，特有の留意すべき点はあるものの，基本的な考え方は一般的な外傷患者への対応と何ら変わりはない。本節ではまず JPTEC™ について概説し，事態対処現場への応用について述べる。

JPTEC™ の概要

1.　JPTEC™ ファーストレスポンダー（非医療従事者）の実施する手順
1)　状況評価
　安全確認（現場が安全でない場合には，状況により傷病者評価に先だって，あるいは傷病者評価を実施しつつ，傷病者とともに安全な場所まで退避するという対応も選択肢），感染防御，傷病者の状況と受傷機転，時刻の認識と通報を行う。
2)　傷病者評価
- 自己紹介と救護の承認
- 頸椎保護：必要・可能であれば
- 反応を確認し気道を評価：要すれば気道確保
- 呼吸の評価：要すれば人工呼吸
- 循環の評価：活動性の外出血は接触時に止血してよい
- 意識の評価：目を開けている/呼びかけで目を開ける/目を開けない
- 外表の観察：変形・傷・痛み
- 四肢の動き・感覚の評価
3)　その他
- 異物が刺さっている場合は動かないように固定する。
- 体が冷えないように，掛ける物を工夫するなどして保温に努める。
- 救急隊等に傷病者を引き継ぐまで，おおむね 5 分ごとに評価を繰り返す。

2.　JPTEC™ プロバイダー（救急隊員等）の実施する手順
1)　状況評価（患者に接触するまで)
　出動要請時の情報収集，感染防御，携行資器材，安全確認，応援要請の要否，傷病者の状況と受傷機転を評価する。

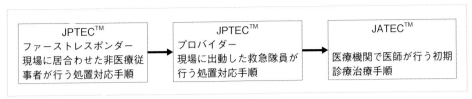

図 2-1-1　わが国における外傷対応教育

2）初期評価

- 頸椎保護：反応を確認して気道開放の有無を評価する。要すれば気道確保する。
- 呼吸の評価：要すれば，補助換気，酸素投与を実施する。
- 循環の評価：活動性の外出血があれば圧迫止血，心停止であれば心肺蘇生法（cardiopulmonary resuscitation；CPR）を実施する。
- 意識レベルの評価

3）全身観察

生命を脅かす損傷や病態がないか，迅速に観察する（初期評価と合わせて2分）。

4）病院への通報

受傷機転，生命を脅かす損傷，意識・呼吸・循環の状態，行った処置と到着予定時刻を報告する。

事態対処現場への応用

1. 根幹は JPTEC™ と同じ

気道，呼吸，循環（出血を含む）を評価し，必要な処置を行う，意識レベルと麻痺を評価する，必要な脊柱保護と保温に留意する，という JPTEC™ の手順は事態対処現場における対応についても同じであり，防ぎ得た外傷死を避けるために何をすべきか，という根幹に何ら変わりはない。

2. どこで行うか，どの順番で行うか，に留意する

事態対処現場では，安全が担保できないことがある。その際，どの処置をどこで行うか，傷病者とともに移動しつつ，優先順位をもって対処する必要がある。

安全が確保できてから傷病者に近づくのではなく，安全を確保しつつ傷病者に近づく。観察処置の優先順位については，事態対処の現場で最も致死的となり得る可能性の高い出血への対処を最優先として，気道，呼吸の評価に先んじて活動性出血の止血を行う。また，脊椎運動制限については，事態対処現場での実施は現実的でないため実施しないことが一般的である。

3. 同僚救護（buddy aid）と自己救護（self aid）

事態対処現場においては，最初の救護者（ファーストレスポンダー）は同僚であることが一般的であり，これを同僚救護（buddy aid）と呼んでいる。また，同僚救護に先だって，止血などを負傷者自らが実施することを自己救護（self aid）という。

表 2-1-1　JPTEC™ ファーストレスポンダー（FR）と Call-A-CAB'N Go, MARCH

JPTEC™ FR		事態対処医療 （1 次評価）	MARCH
状況評価	安全確認	A	
	感染防御	（可能な範囲）	
	傷病者の状況	CALL	
	受傷機転		
	時刻の認識		
	迅速な 119 通報		
傷病者評価	自己紹介と救護の承認	省略	
	頸椎保護：必要・可能であれば	必要時	
	反応を確認し気道を評価	A	A
	呼吸の評価	B	R
	循環の評価：皮膚の性状，橈骨動脈，出血 活動性の外出血は，接触時に止血してよい	C（AB に先だって実施）	MC
	意識の評価：目を開けている/呼びかけで目を開ける/目を開けない	N	H
	外表の観察：変形・傷・痛み	省略	
	四肢の動き・感覚の評価	N	H
異物の固定，保温，評価の繰り返し			H
現場が安全でない場合は，傷病者評価に先だって，あるいは傷病者評価を実施しつつ，傷病者とともに安全な場所まで退避するという対応も選択肢となる		Go	

表 2-1-2　【参考】JATEC™（外傷初期診療の標準的手順）
医師が医療機関において実施する外傷患者への対応手順であり，その骨子は以下のとおりである。

①受け入れ準備
　チーム招集，感染防御，資器材の準備，検査の準備
②プライマリーサーベイ
　第一印象：救急車からの移動中に，気道，呼吸，循環，意識に関し危機的な状況があるか否かを瞬時に観察判断し，チーム内で共有
　気道の評価：要すれば気道の確保
　呼吸の評価：要すれば酸素投与，人工呼吸（補助呼吸）
　循環の評価：ショックの原因検索（胸部/骨盤単純 X 線検査，FAST），輸液，外出血があれば止血
　神経の評価：危機的状況であれば，セカンダリーサーベイの初めに頭部 CT 検査，脱衣と保温
③セカンダリーサーベイ（気道，呼吸，循環の安定化を図った後に実施）
　全身を詳細に診察，必要な検査を行う

4.　JPTEC™ との整合性に関する考え方

　止血の優先については，JPTEC™ においても「活動性の外出血は接触時に止血してよい」という表現で，明らかな外出血に対する早期の対応として指導されている。

　また，脊椎運動制限についても，銃で撃たれてその場に倒れた，など受傷機転から脊椎損傷の可能性が低い場合は JPTEC™ においても省略可能であるし，状況がよくわからない場合であっても危

険な現場であれば，脊椎運動制限を省略して早期の現場からの退避を企図することは，何ら JPTEC™ の考え方と乖離するものではない。

　すなわち，すでに JPTEC™ に精通している読者については，事態対処現場では JPTEC™ とは別の順番で対応する，と捉えるのではなく，JPTEC™ の概念に基づいて，応用的に対応（一部を省略，優先順位の明確化）していると捉えれば，理解が進み，混乱しない（表2-1-1，2）。

（清住 哲郎）

2 事態対処現場での傷病者対応の考え方

　事態対処現場での傷病者対応は，事態対処中の不測の事態に対応することである。すなわち，その行動は全体の事態対処の一部であり，その最大の目的は任務遂行にある。一般に災害医療現場等のフィールドでは，CSCATTT（表2-2-1）を導入している。事態対処医療における傷病者対応においても同様の考え方を用いると理解が容易である。

　本節では最初の医療マネジメントのうち指揮・統制，安全管理，情報伝達について述べる。

指揮・統制

　指揮とは指揮官からの命令を受けて下級部隊が活動することをいい，統制とはある現場にいる異なる指揮命令系統を持つ複数の部隊が一定のルールで活動することをいう。したがって，事態対処現場において傷病者に対応する場合，上級部隊や指揮官からの命令を受けつつ，現場での統制による一定のルールの中で活動することになる。すなわち，傷病者の処置・治療をいつどこで行うかは，任務全体に影響するので，任務における事態対処救護要員の立場を自覚し，現場指揮官の指揮統制に従わなければならない。

安全管理

1．ゾーニング

　事態対処現場においての傷病者対応においては，活動するための危険性の評価とそれに見合った処置・治療内容を明確にする必要がある。そのためには，現場を危険区域，準危険区域，安全区域と区分する必要がある。これをゾーニングという。

1）危険区域

　直接，火器等の危険にさらされる地域をいう。本書では危険区域の外周を内側警戒線と定める。この地域では救助者の生命も危険にさらされるため，自己による止血等の応急処置と同僚による負傷者をより安全な後方に搬出することを優先する。

2）準危険区域

　危険区域の外側であるが完全に安全とは言い切れない地域，もしくは危険区域の中にあるが，くぼ地や遮蔽物により防護されており比較的安全な地域をいう。したがって，準危険区域の選定には射程距離など武器の脅威の及ぶ範囲を勘案する必要がある。準危険区域は盾等により人為的に作り出すことも可能である。

　この地域では不測の事態に備え止血等の生命に関わる最低限の処置を優先して行い，迅速に安全

表 2-2-1　災害医療における CSCATTT

医療マネジメント		医療サポート	
C：command & control	指揮・統制	T：triage	トリアージ
S：safety	安全（管理）	T：treatment	治療
C：communication	情報伝達	T：transport	搬送
A：assessment	評価		

区域への搬出を行う。生命に関わる処置のためには可能な範囲で初期評価を行うが，この地域で安全装具の取り外しは必要最低限とすべきである。この地域での処置は安全区域への後送が困難もしくは時間を要する場合，安全区域への後送に備えて行う。

　具体的には，初期評価のうち活動性出血の評価と迅速止血を実施し，直ちに試みるが，後送が困難な場合に限り呼吸の評価と気道確保を実施する。

　準危険区域には事態対処医療のトレーニングを受けた事態対処救護要員のみが活動できる。

3）安全区域

　火器等の危険にさらされることなく完全に安全な地域をいう。安全区域の内周を外側警戒線と定める。

　ここでは，緊急に必要な生命に関わる治療・処置や医療機関への搬送に耐え得る治療・処置を行う。基本的に一般の医療職はここで活動する。すなわち医療活動は原則的には安全区域で行う。

【二次攻撃（セカンダリーデバイス）】

　近年，テロリストによる警察や消防などの対応者を標的とした二次攻撃が報告されている。ゾーニングにおける地域設定の際にはこうした二次攻撃の捜索が必要である。安全区域での活動の際も二次攻撃の可能性があることを念頭に置く必要がある。

　以下にゾーニングの一例を示すが，犯人・被疑者が逃走中あるいは所持している火器等が不明であるなどの理由で必ずしも安全区域が確立できるわけではないことに留意が必要である。また，警戒・盾等による防護により準危険区域を確立することがある（図2-2-1～2，表2-2-2）。

2．離脱・後送・搬送

- 離脱：傷病者が危険区域から準危険区域まで自ら移動する，または傷病者を同僚により移送すること
- 後送：傷病者を準危険区域から安全区域まで事態対処救護要員により移送すること
- 搬送：傷病者を医療施設まで移送すること

3．個人防護具

　活動するゾーンによって適切な防護具を選択する。治療・処置を優先して安全を放棄することはあってはならない（図2-2-3）。

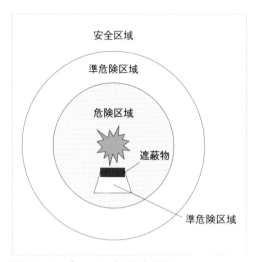

図 2-2-1　ゾーニングの基本概念

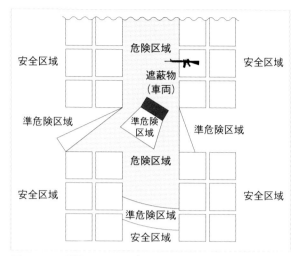

図 2-2-2　現場におけるゾーニングの例

表 2-2-2　各区域における安全性と実施される処置

活動区域	安全性	実施される処置
危険区域	直接危険が及ぶ （例：火器の射程内）	・自己止血 ・自己または同僚による後方への離脱
準危険区域	比較的安全 （例：火器の射程内であるくぼ地 や遮蔽物の背後）	・事態対処救護要員による活動性出血の評価と迅速止血 ・傷病者の後送 ・後送が困難な場合は気道確保
安全区域	完全に安全 （例：明らかに火器の射程外）	・医療職による初期評価，緊急に必要な生命に関わる治療・処置 ・医療機関への搬送に耐え得る治療・処置・全身観察 ・医療機関への搬送

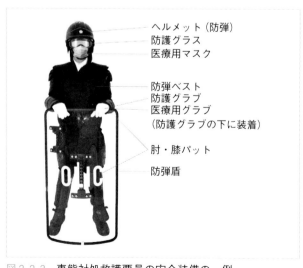

図 2-2-3　事態対処救護要員の安全装備の一例

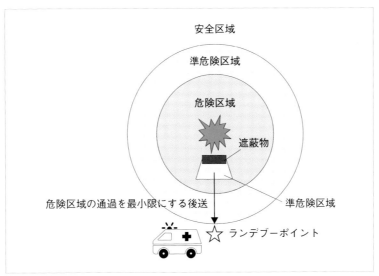

図 2-2-4　ランデブーポイントの基本概念

4. 警護・警戒

　後送・処置の対応者がそれらの活動に専念できるよう，警護・警戒のための要員を配置し状況の変化に即座に対応できる体制を構築することが望ましい。その際，不測の事態に備え周囲（特に後方）の警戒を忘れてはならない。

情報伝達（連携）

　事態対処現場での傷病者対応においては，作戦行動を阻害することなく密接に医療チームとの連携が必要である。そのためには，作戦開始前に十分な打ち合わせが必要である。

　例えば，医療チームは治療・処置の準備を行うだけでなく，搬送手段の選定，搬送先の選定を行うため，負傷者が出た場合に無線等で情報を共有することが迅速な対応に結びつく。その際に何を伝えるべきかを事前に取り決めておくべきである。

　また，どこで負傷者を引き渡すか（ランデブーポイントの位置）などを事前に決めておく。一般的には傷病者を後送する際に危険区域の通過を最小限にするようランデブーポイントを設定する。ランデブーポイントの選定方法の一例を図 2-2-4 に示す。ランデブーポイントを設定するための十分な準危険区域が確保できない場合は，装甲車などを活用して傷病者の後送を実施する。

【医療チームへの連絡の一例】

危険区域（第 1 報）

　負傷者発生の告知，負傷者数

準危険区域（第 2 報）

　（負傷者ごとに）受傷機転，創傷箇所，バイタルサイン（意識・呼吸，循環の状態），実施した処置，ランデブーポイント到着までの予想時間

（徳野 慎一）

第3章

活動区域と資格

1 状況・傷病者評価

ポイント

①救助者自身の安全をできる限り担保しながら活動する。

②救護活動といえども，必ず現場指揮官の指示に従う。

③救助者自身のいる区域が"危険，準危険，安全"のいずれにあたるか常に評価しながら活動する。

④救護活動を開始する前に救護活動計画を策定し，あらかじめ指揮官に報告する。部隊の活動を妨げず，かつ連携がとれるよう綿密に調整し，指揮官の承認と指示を受けたうえで活動を開始する。

⑤原則として2人1組で活動し，1人が観察評価と処置，もう1人がその補助と周囲の安全確認を行う。

⑥危険区域では，離脱を最優先とする。

⑦危険区域，準危険区域では傷病者に取り付く前に安全を含む状況評価を特に念入りに行う。

⑧危険区域，準危険区域では，救護者が傷病者に近づく前に安全な離れた場所から傷病者の容体を視診で評価する「遠隔からの評価」を行い，その生死と救出の優先度を判断する。

⑨四肢からの出血が止まらない場合，準危険区域，安全区域では直ちにターニケットによる止血を行う。

⑩「撃たれた，刺された，切られた（穿通性外傷）」の場合，頚椎保護は省略してよい。

　⇒活動性出血を認めた場合は，迅速止血を行い，15秒以内で初期評価を行い，可能であれば直ちに搬送に移る。

活動開始前に部隊と確認しておくこと

　活動にあたっては事前に次のことを確認したうえで開始する。まず自身が指示を受ける，または報告する部隊の指揮官を確認する。次いで部隊の作戦方針を確認し，救護活動が事態対処活動全体のどの位置にあるか理解しておく。連絡手段とその運用ルールを確認する。部隊が想定する退避経路を確認し，傷病者を連れての退避経路と一致するか確認する。さらに突発事態への対応方法を必ず確認しておく。救護の観点からは救出後の搬送手段，収容医療機関を消防機関と調整しておく。

状況評価

　JPTEC™における状況評価に加え，事態対処の特徴を踏まえた状況評価を行う。

①安全の優先順位は，第一に自身，次いで同僚，その次に人質，居合わせた一般人，被疑者となる。

②危険（hazard）と脅威（threat）＊を正しく認識する。犯人の位置や人数，所持する武器，射程などの情報をあらかじめ部隊と共有する。

③通常の事故現場と異なり，前述の犯人の位置や人数，所持する武器が特定されていない場合がある。また跳弾や爆発後の2次崩落などの危険もある。したがって常に全方位の状況確認が必要となる。

④このような事態対処の現場では，傷病者に近づく前に行う「遠隔からの評価」が重要である（コラム1を参照）。

⑤自身の安全を確保できるよう，常に遮蔽物や退路を確認しながら活動する。

⑥行った状況評価に基づき，想定する傷病者への接近経路，行う処置，所要時間，離脱経路などの救護活動計画を策定し，あらかじめ指揮官に報告する。不用意な救護活動は，自身のみならず，部隊全体を危険にさらすことになる。部隊の活動を妨げないよう，また適切な連携がとれるよう綿密に調整し，最終的に指揮官の承認と指示を受けたうえで，以下の活動を開始する。

＊脅威（threat）：銃撃犯，不必要な救助，さらなる銃撃，複数犯，2次爆発，血液由来病原体，武器，やじ馬。

【コラム1　遠隔からの評価】
　遠隔からの傷病者評価は事態対処医療特有の視点である。傷病者に接近すると撃たれたり襲われる危険がある状況では，傷病者に接近する前に安全な離れた場所から視診（観察）で評価し，傷病者の生死と救出の優先度を判断する。通常，高品質の双眼鏡など拡大できる器材を用いる。

①傷病者に動きがあるか，呼吸をしているか，目立った損傷がないか，大きな血だまりはないか，見える範囲で順番に詳細に評価する。

②まったく動きがなければ死亡が推測される。

③動きがあれば，予想される負傷の部位と，自ら動けそうか評価し，指揮官に伝える。

④傷病者が自ら動けるようであれば，適切な指示を行い，安全を確認しながら救助者のいる区域まで来てもらう。

⑤状況と目視した状態から受傷機転と容体を推測し，必要な処置を予想しておく。

⑥傷病者が複数いる場合はどのようにアプローチし，誰から対応するか決めておく。

傷病者評価の原則

①安全に変化はないか，常に確認しながら活動する。

②危険区域，準危険区域では負傷者を連れての離脱もきわめて重要な処置となる。

③準危険区域では，その場に留まらざるを得ず，かつ救護活動によりさらなる危険にさらされない場合のみ，活動性出血の止血と初期評価を行う。

④評価の手法はJPTEC™に準じるが，**穿通性外傷の場合は初期評価の最初に活動性出血の評価と迅速止血を行う**。その理由は事態対処による傷病者では気道障害より出血が起きている場合

が多いこと，かつ出血のほうが死に至る確率が高いこと，一方，外出血に対する処置は気道に対する処置よりも容易に実施できる可能性が高いことによる（コラム2を参照）。

⑤穿通性外傷では頸椎保護は省略してよい。

⑥爆傷では鼓膜などの損傷により聴力の低下をきたしている場合があることに留意して評価を行う。

【コラム2　"Call-A-CAB'N Go"】

　JPTEC™ での初期評価手順は "ABC"〔airway（気道），breathing（呼吸），circulation（循環）〕であるが，事態対処現場では "CAB"，となる。その根拠は弾丸，ナイフ，爆発などによる穿通性外傷で最も多い死亡原因は出血であり数分で死に至ること，一方，気道と呼吸は外傷後の数分間は保たれているからである。したがって大量出血を止血することが最も優先されるため，C は A と B の前に来る。

　米軍ではこの考えに基づいた評価手順をその頭文字をとり「Call-A-CAB'N Go」と称している（第2章参照）。

　Call（助けを呼ぶ）：同僚，小隊などと連絡をとり助けを呼ぶ。何が起きてどこに脅威があるかをしっかりと伝える。

　A（abolish threats；脅威の排除）：すべての脅威を適切に見極め排除する。脅威が排除されたら傷病者を遮蔽物まで脱出させて，傷病者の評価を開始する。傷病者を遮蔽物まで連れて来るか，遮蔽物を傷病者のところへ持っていくまで，事態対処救護要員は処置を行わない。

　CAB（circulation, followed by airway and breathing：循環，それに続く気道，呼吸）：四肢からの大量出血や四肢の切断を認めた場合は直ちにターニケットで止血する。その後気道と呼吸の評価を行う。

　N（neurologic status check；神経学的状態のチェック）：傷病者の意識状態と明らかな四肢の麻痺があるかを判断する。

　Go（搬送）：後方の救護所もしくは医療施設へ搬送する。

【コラム3　MARCH】

　評価手順の略称として "Call-A-CAB'N Go" が主に米軍で使用されているのに対し，主に英軍系で使用されているものに "M-A-R-C-H" がある。

　M：massive bleeding control　　大量出血の制御

　A：airway　　　　　　　　　　　気道の再評価と確保

　R：respiration　　　　　　　　　呼吸の管理

　C：circulation　　　　　　　　　循環の管理

　H：head & hypothermia　　　　　頭部外傷と中枢神経障害の評価，低体温の予防

　"Call-A-CAB'N Go" と同じく手順の冒頭に止血が置かれており，出血を止めることが救命につながるということは世界共通の認識である。

表 3-1-1　活動区域と職種に応じた傷病者評価

		初動対応要員					
		一般隊員	事態対処救護要員				
			救護担当隊員	救急標準課程	救急救命士	看護師	医　師
活動区域	危険区域	自己止血と離脱，同僚を連れて離脱					
	準危険区域	活動性出血の迅速止血，（状況により）初期評価・気道確保					
	安全区域	• 止血と初期評価の繰り返し • 救急隊・医療チームに引き継ぐ	• 初期評価：止血—意識，気道，呼吸，循環 • 全身観察：JPTEC™ に準ずる • 職種に応じた医療処置：輸液，胸腔ドレナージ，気管挿管				

資格と活動区域による傷病者対応 (表 3-1-1)

　事態対処では活動区域の危険度に応じて，実施すべき傷病者評価と処置の内容が異なる。

　危険区域では原則として安全区域への離脱を最優先とする。

　準危険区域では活動性出血に対するターニケット等による迅速な止血を最優先に行う。初期評価は状況から可能な場合のみ行う。その場に留まらざるを得ず，かつ必要な場合は気道確保を行う。

　安全区域では，その職種と所有する資格に応じた評価と処置，治療を行う。一般隊員や救護担当隊員は止血の再確認と新たな出血部位がないことの確認，初期評価を繰り返し行い，救急隊や医療チームに引き継ぐ。救急隊員はその資格に応じて初期評価，全身観察，器具を用いた気道確保，心停止前の静脈路確保と輸液などを行う。医師は胸腔ドレナージ，外科的気道確保，止血処置などを行う。

評価の実際

　評価のポイントは，以下のとおりである。

• 活動性出血の評価と迅速止血を最優先に行う。
• 穿通性外傷であれば頸椎保護は省略してよい。
• その他の観察と処置は JPTEC™ に従う。

1. 初期評価

初期評価は 15 秒以内で行う。

• 銃や刃物などによる穿通性外傷や爆傷による四肢切断では出血により死亡する可能性が最も高いため，気道確保に先んじて，活動性出血の評価と迅速止血処置を行う。
• 意識のある傷病者では，本人が楽な体位で評価や処置を行う。
　意識のない傷病者において，そのままの体位では傷病者の評価や処置が困難であれば，それらが実施可能な体位（通常は仰臥位）に体位を変換する。
• 気道閉塞の予防を目的として側臥位にしてもよい。
• 頸椎保護は可能な範囲で行う。

1）自己紹介と救護の承認

　傷病者に安心感を与えるよう自己紹介を行い，救護を開始すること，こちらの指示に従うこと，移動や搬送などこれからどのようにするかを伝え，協力を得られるようにする。

2）活動性出血の評価とターニケットによる止血

- 接触と同時に活動性出血の有無を確認する。活動性出血とは，創から出血が持続する状態であり，直接創から出血を認める場合と，間接的に地面に大量の血だまりができていたり，服から血が染み出している状態から判断する。
- 四肢からの活動性出血を認めた場合はターニケットで止血する。
- それ以外の部位からの活動性止血は圧迫止血しつつ早期搬送に移り，その途上で気道，呼吸，循環の評価と処置を行う。体幹背面や殿部，会陰部からの出血は見逃しやすいので注意する。

3）気道と意識の評価

- 声を出すことができれば，気道は開通していると判断する。
- その際，傷病者の応答が適切ならば意識も良好と判断する。
- 正常でなかった場合には，意識レベルの簡易評価を行う。意識レベルは，①目を開けている，②呼びかけで目を開ける，③呼びかけで目を開けない，の3段階で評価する。
- 声をうまく出せない場合，ヒューヒュー，ゴロゴロなど異常な音がある場合は用手的な気道の確保を行う。用手的気道確保は頸椎保護の立場から頭部後屈は行わずに，下顎挙上法を行う。
- 血液・分泌液等が多い場合は，頸椎保護に注意しつつ側臥位（回復体位）として口腔内から流れ出るようにする。特に顔面や頸部に損傷を認めた場合，出血による気道閉塞をきたす危険があるため早期に救急隊もしくは医療者に引き継ぐ。

4）呼吸の評価

- 【準危険区域】まず傷病者の呼吸が苦しそうかどうかで判断する。
- 呼吸がない場合の人工呼吸は安全が確保されている状況でのみ実施を考慮する。
- 呼吸運動（傷病者の胸や腹の動き）を「見て」，口元に耳を近づけて呼吸音を「聞いて」，頬で呼気を「感じて」，呼吸の有無，速さ（速いか遅いか），深さ（浅いか深いか）を観察する。
- 胸部に穿通性損傷を認めショック状態であれば直ちに搬送に移る。

5）循環の評価

- 皮膚色調，皮膚の温度，脈の状態で，ショック状態かどうかを判断する。大量出血によるショックでは，皮膚は蒼白となり，冷たく湿った感触になり，脈は弱く速くなる。
- 【安全区域】初めに活動性外出血に対して行った止血処置により確実に止血されているか，また新たな出血がないか確認し必要な処置を行う。ターニケットを使用している場合は，緩んでいないか，再出血がないか確認する。緩みがないにもかかわらず再出血を認める場合，装着してあるターニケットの中枢側に追加のターニケットを装着し緊縛する。
- 【安全区域】出血性ショックであれば，心停止前の静脈路確保と輸液を考慮する。
- 活動性出血，気道，呼吸，循環にいずれか一つにでも異常を認めれば，Load & Go の適応と判断し，直ちに搬送に移る。

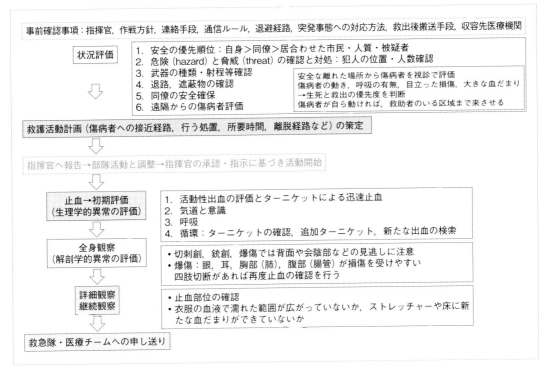

図 3-1-1　事態対処における傷病者評価の流れ

2. 全身観察

- 切刺創，銃創，爆傷では背面や会陰部などに見逃しがないか，慎重に評価する。
- 爆傷の場合は，四肢切断があれば再度止血の確認を行うとともに，眼，耳，胸部（肺），腹部（腸管）が損傷を受けやすいことを念頭に置いて評価する。
- 胸部に気泡を伴う創（開放性損傷）を認めればチェストシール等で処置する。また爆傷の場合は爆傷肺（コラム 5 を参照）を念頭に置いて評価を進める。

3. 詳細観察

JPTEC™ に準ずる。

4. 継続観察

JPTEC™ に準ずる。

止血部位を確認するとともに，衣服の血液で濡れた範囲が広がっていないか，地面や担架，車両の床などに新たな血だまりができていないかなどを繰り返し評価する。

まとめ

　傷病者評価の流れを図 3-1-1 にまとめる。活動開始前に救護活動に必要な事項に関し部隊との間で事前確認を行う。状況評価後，救護活動プランを立案し，部隊活動と調整のうえ，指揮官の承認

と指示に基づいて活動を開始する。初期評価ではまず活動性出血に対する止血を行う。全身観察以降は，安全区域で職種と資格に応じて行う。

【コラム4　多数傷病者に対するトリアージ】

▷事態対処医療では出せる人から出し，接触できた人から対応する。

▷トリアージの手法にかかわらず，区分（カテゴリ分類）は，赤（第一優先：緊急），黄（第二優先：非緊急），緑（第三優先：処置不要・軽症），黒（第四優先：治療・蘇生困難）である。

▷穿通性外傷や爆傷による多数傷病者の場合，正確な評価にこだわるあまり時間をかけすぎたり，安全区域といえども危険がゼロではない現場に長時間滞在してはならない。

▷頭頸部，胸部の穿通性外傷で生命徴候のないものは黒とする。

▷銃刺創，爆傷による多数傷病者事案でSTART（simple triage and rapid treatment）法を使用する場合は，まず活動性外出血の止血を行ったうえで，呼吸以下の評価を行う。

▷爆傷では聴力が低下している場合があることに注意する。

【コラム5　爆傷肺】

　爆傷肺は，爆発で生じる特徴的な損傷で，肺に加わる強力な圧により肺の組織が障害されることにより発生する。即死を免れた被害者の死亡原因として最も多く，注意が必要である。まったく症状のないものから，呼吸苦や血痰を示すものまで，多彩な症状を示す。病態としては，気胸，血胸，肺挫傷となり，バッグバルブマスク換気や人工呼吸による陽圧換気を行うと緊張性気胸や空気塞栓になり悪化する危険もある。外見からはわからないため，爆発地点に近いところにいたり，屋内や車内の爆発により負傷した場合は，爆傷肺を疑って対応する。

【コラム6　銃創対応のポイント】

　わが国では銃創患者は非常に少なく年間7件程度（日本外傷データバンク）であるが，米国のデータでは死亡率50％，手術も半数の症例で必要とされており，救命には現場での応急止血，早期搬送，病院での迅速な緊急手術や集中治療が必要である。

　主な銃としては，ピストルといわれる拳銃，ライフル銃といわれる小銃，散弾銃がある。銃弾のスピードが速いライフル銃は高い殺傷力がある。銃創では，銃弾が当たった部分の直接の損傷とともに，銃弾の衝撃により弾の通った周囲の組織も損傷され，大きなダメージを受ける。

　銃創患者への対応の注意点は，まず患者へ取り付く前にまず自らの安全を確保する。銃の威力はとても強く，貫通した銃弾や跳ね返った銃弾により周囲の人にも被害が及んでいることを想定して活動する必要がある。

　銃創は出血により数分で死亡する危険があるため，直ちに止血する必要がある。現場で止められる出血は四肢からの出血である。圧迫止血で止まらなければ，直ちにターニケットを使用する。一方胸やお腹，首やわきの下，鼠径部の出血は現場では止められないため，直ちに搬送する。

　負傷者を見る際は，手袋をした手で全身をくまなく探り出血部を確認する。特に背中やお尻，わきの下や鼠径部は見落としやすいので注意する。

　気道に関して，頸部に銃創を認めた場合，患者が発語可能であっても，急激に気道閉塞が進行する場合があるため，安易に気道は問題なしと判断するのは危険である。多くの場合で高度な気道確保が必要となる。

　呼吸は，胸部に銃創を認めた場合，開放性気胸となる可能性が高いため，チェストシールなどの処置が必要となる。

　循環では圧迫止血が基本であるが，実際には圧迫止血のみでは対応困難であることも多いため早急に搬送する。

　銃創患者に関しては原則的には頸椎保護は不要である。四肢麻痺などの神経症状を認めた場合のみに考慮する。

　観察と処置が終わり次第，銃創患者は直ちに病院へ搬送する。生理学的徴候に問題がなくても，「銃創」という受傷機転は早期搬送の適応となる。

【コラム7　爆傷対応のポイント】

　爆傷とは，爆弾などの爆発により生じるさまざまなけがの総称である。爆傷はその発生機序から，1次爆傷〜4次爆傷の4つに分類される。1次爆傷は爆発により生じた強力な圧によるもの，2次爆傷は飛んできた破片や，爆弾内に仕込まれた釘やベアリングによるもの，3次爆傷は吹き飛ばされたり，地面などに叩きつけられたり，崩れてきた建物などの下敷きによるもの，4次爆傷は上記以外のすべての損傷で，熱傷や，含まれていた有毒物質による損傷などが含まれる。

　爆傷で損傷を受ける主な部位を示す。頭部は脳震盪などによる意識障害，耳は鼓膜の損傷による聴力の低下，眼は飛んできた異物による損傷，肺では爆発に特徴的な爆傷肺が生じ，心血管系では血圧低下が生じる。腹部では腸管の損傷，四肢では切断，体表には破片による切り傷や熱傷が生じる。爆発の影響は全身に受けるため，1カ所だけではなく，複数の部位が同時に損傷されていると考え対応することが必要である。負傷者の多くは，2次爆傷により飛んできたもので負傷し，出血している。身体的な外傷だけではなく，精神的にも大きなストレスを受け放心状態になったり，パニック状態になることもある。

　爆発現場における実際の対応方法を示す。第1段階は「安全確保」である。まず自分の安全を確保する。大きな音は爆発や発砲を疑い，直ちに身を伏せる。立ったままでいると，破片が飛んできて負傷したり，標的になる危険がある。異常がなければ，周囲が安全か確かめる。どこで爆発や発砲が起きたか，建物が倒れる危険はないか。危険と判断した場合は，いったん安全な場所に退避する。そして活動する際は，警察や消防と連携し，犯人は確保されているか，第2の爆弾はないかなどの情報を共有しながら活動する。安全を確認したら，負傷者への処置を開始する。

　第2段階は「血を止めろ」である。出血していたら，直ちにその出血している場所を強く圧迫する。傷を圧迫しても，悪化する心配はない。ガーゼやハンカチ，タオルなどを当てた上から，両手でしっかり押さえる。手足から活動性の出血，つまりビュービュー，またはドクドクと出血していたり，服が出血でグッショリと濡れていたり，床や地面に血だまりができているときは，直ちにターニケットを装着し止血を図る。処置の際は手袋をする。手袋がない場合は代わりにレジ袋やビニール袋などを使用する。

　第3段階は初期評価である。止血が確認できたら，JPTEC™ の初期評価に従って ABC の評価と止血を確認する。

　注意すべき点として，爆傷では鼓膜の損傷などにより耳が聞こえないもしくは聞こえにくくなっていることがあるので，大きな声で話しかけたり，身ぶり手ぶりを交えて対応する。

　また1次爆傷である肺や腹部や脳の損傷は外見からはわかりにくいことに注意する。

　最後は搬送である。止血と初期評価が終わり次第，直ちに救護所に搬送する。最優先で運ぶのは，四肢に止血帯を装着した負傷者，初期評価に異常のある負傷者，もしくはトリアージカテゴリーで赤に相当する傷病者である。搬送には，担架や車椅子を用い，それらがなければ毛布やブルーシートを使って運ぶこともできる。

　発生直後の現場は大混乱に陥っている。リーダーは大きな声で，はっきりと簡潔に指示を出し，混乱を立て直す。その際は現場から搬送までの動線をつくることを意識する。

（井上 潤一）

2 止血法

ポイント

- 出血が続くと間もなく死亡すること，また出血に伴う傷病者の変化を理解する。
- さまざまな止血法について理解する。
- ターニケットを使用するタイミング，注意点を理解する。

　一般的な外傷での死亡原因の90％は出血死であると考えられている。出血を止めることを止血というが，止血は可能な限り，"早く"，"確実に" 行わなければならない。本章においてポイントに示すように，出血が続くと傷病者にどのような変化が現れるのかを理解するとともに，止血の方法，さらに止血用の器具であるターニケットを用いた止血ができるようになることを目的とする。

出血と傷病者の反応

　人の体の血液量は体重60 kgの人で，およそ4.5 L（体重1 kgあたり80 mL程度）である。では，どの程度血液を失うとどのような症状が出てくるのであろうか。また，血圧は出血とともにどのように変化するのであろうか。これらを理解することはきわめて重要である。

　出血が続き，全血液量の20％程度（体重60 kgの人でおよそ900 mL）となると，傷病者に不安な様子が出てくると同時に脈が速くなるが，血圧はあまり変わらない。さらに出血が続き，全血液量の30％程度の血液を失う（体重60 kgの人でおよそ1,350 mL）と不安が強くなったり，怒り始めるなど粗暴になったり，救助者の指示に従わなくなる。酔っ払っている，あるいは薬物を使用していると認識されてしまうこともある（図3-2-1）。脈はさらに速くなるが血圧は少し低下するに留まる。出血量が全血液量の40％程度（体重60 kgの人でおよそ1.8 L）になると，"突然" 血圧が下がり，意識を失う。止血ができなければ，間もなく死亡する。

【コラム1　脳血流と意識（なぜ暴れ出すのか）】

　出血すると脳以外の血液の流れは減少するが，脳の血液は比較的保たれている。しかし，出血量が多くなると脳を巡る血液も減少を始める。すると，脳が必要とする血液が不十分となり，脳の機能が低下してくる。低下し始めたときには，考えがまとまらなくなる，不安が強くなる，訳のわからないことを話し始める，粗暴になる，といったことが認められることがある。さらに出血量が増え，脳を巡る血液が少なくなってくると，ぼんやりしてくる，眠そうに見える，意識がはっきりしなくなる，といった状態になっていく。そのときにはすでに大量の血液を失っている。

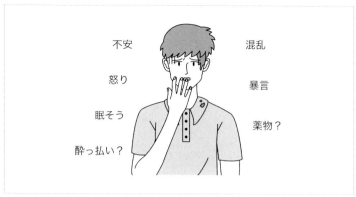

図 3-2-1　出血に伴うさまざまな意識状態

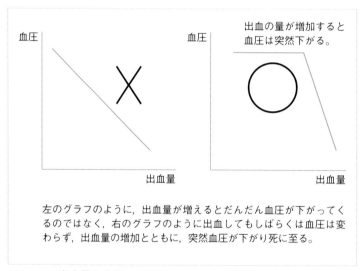

左のグラフのように，出血量が増えるとだんだん血圧が下がってくるのではなく，右のグラフのように出血してもしばらくは血圧は変わらず，出血量の増加とともに，突然血圧が下がり死に至る。

図 3-2-2　出血量と血圧

【コラム2　外傷（けが）を伴う出血と外傷を伴わない出血の違い】

　外傷を伴う出血では外傷を伴わない出血（胃潰瘍からの出血など）に比べて出血量が多くても血圧が保たれる傾向がある。外傷を伴う出血では血圧が下がったときには相当量の血液を失っており，残された時間はほとんどない。

　ここで大切なことは2つある。一つは出血が続けば，傷病者は不安になり暴れ始め，命令に従わなくなることがあること，もう一つは突然意識を失い，間もなく心臓が止まることである。

　出血が続くと，出血量に応じて血圧が下がっていくというイメージがあるかもしれないが，人の体は可能な限り血圧を保とうとする仕組みがあり，その仕組みを超えて出血すると，血圧が低くても脈拍を遅くして血が巡るようになるのである。これは死亡直前の反応である（図3-2-2）。

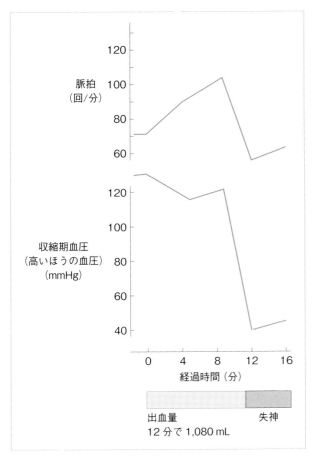

図 3-2-3　成人における出血と血圧，脈拍の変化

出血とともに当初は血圧が保たれているが，突然下がり失神している。脈拍は出血とともに増加するが，失神した時点では非常に遅い脈に変化している。

〔Barcroft H, et al：Lancet 誌，1944 より改変〕

【コラム 3　血圧イメージや脈は出血に伴ってどのように変化するのか】

　　出血に伴う血圧イメージイメージや脈拍の変化は，第二次大戦中に『Lancet』（ランセット）という現在でも非常に高く評価されている論文雑誌にも掲載されている。この論文では，健康な人から意識を失うまで血を抜いていき，その際の血圧や脈の速さ，心臓から出る血液の量などを測定している（図 3-2-3）。

　出血が続くと最初は脈が速くなっていく。脈を速くすることで全身に流れる血液の量を保とうとするのである。また，全身に張り巡らされた血管が細くなっていく。細い血管は血が流れにくいため血圧を保ちやすい。脈を速くして，血管を細くすることで血圧を保とうとしているのである。心臓やその付近の太い動脈の中に血圧を感知する機能（圧力センサーのようなもの）があり，血圧が下がってきた情報を脳に伝える。すると，脳から脈を速くする命令が心臓へ，血管を細くする命令が全身の細い血管へ伝わるのである。よって，出血が続いても当初は血圧が変化しない。言い換えれば，血圧が下がっていないから出血していないとは決していえない。しかし，出血が大量になってくると，脳から新たな命令が出る。それは脈を遅くする命令である。あまりにも脈が速くなってくると，心臓の中に十分な血液が入る前に心臓が血液を送り出してしまい，全身に血液が回りにくくなってくる。そのときに，脈を遅くすることである程度心臓に血液を充満させて全身に血液を送

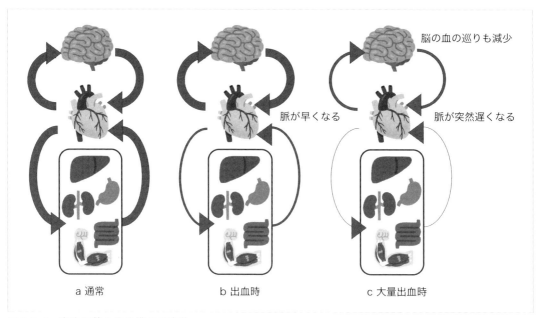

図 3-2-4　出血に伴う血の巡りの変化
a：通常。心臓から出た血液は 15％ほどが脳に送られている。
b：出血時。内臓や筋肉，皮膚など他の部分の血液の流れは少なくなっていくが，脳の血液の流れはできるだけ保とうとする仕組みがある。
c：大量出血時。さらに出血が進むと脳の血の巡りも少なくなり，意識が変化していく。

るのである。これも脳からの命令であるが，死亡する寸前の反応でもある。したがって，出血が続くと初めは血圧が保たれるが，その後，血圧は突然下がり，そうなれば短時間で心臓が止まる（図 3-2-4）。

　また，出血量が多くなればなるほど，血が止まるのに必要な成分を失っていくため出血が止まりにくくなり，医療機関に到着してからの治療も困難となる。止められる出血は必ず現場で止めるように配慮することが重要である。

【コラム４　高齢者など服用している薬で脈が速くならないことがある】
　高齢者では，もともと脈が速くなる反応が弱くなっていることがある。さらに，高血圧や心不全といった病気を有する人は，治療薬として脈が速くならない薬を服用していることがある。この場合，出血しても脈が速くならないので注意が必要である。

【コラム５　薬物で血が止まりにくいことがある】
　脈が乱れている人や心筋梗塞・脳梗塞にかかったことがある人は血をサラサラにする薬（血の塊ができにくくなる薬）を服用している人がいる。この薬は血を固まりにくくする作用があり，抗凝固薬や抗血小板薬などと呼ばれる。軽度の打撲でも皮下出血が広がっている，すなわち打撲した皮膚が広い範囲で赤紫色になっている人は血が止まりにくいので要注意である。

【コラム6　小児に関して】
　子どもは成人に比べて血液の量が少ない。なので，出血している量が少ないように見えても大量出血になっていると考えなければならない。傷病者の体の大きさを考慮したうえで出血量を判断する必要がある。

出血の同定

　大量の出血には，体の外に出てくる出血（外出血）と体内への出血（内出血，図3-2-5）がある。後者は現場では対応が不可能であると考え，より早く医療機関へ搬送しなければならない。しかし，外出血は可能な限り"早く"，"確実に"止血を試みるべきである。そのためにも危険区域から一刻も早く離脱し，後送開始までに止血を行う。

　危険区域から離脱できたら，出血をしているかどうかよく観察する。出血している部位は1カ所とは限らず，何度も切られている場合などでは複数の部位から，また，背中や地面と接触している部位などそのままでは確認が難しい部位からでも出血していることがある（図3-2-6）。また，防弾のための装具を着用している場合は，その隙間から受傷することもあり得るので脱装するか否か判断しなければならない。とにかく出血しているかどうかよく観察しなければならない。

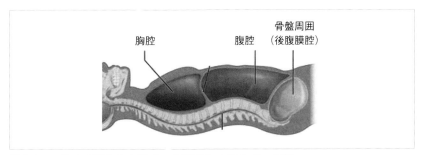

図 3-2-5　体内で出血した場合，血液がたまりやすい部位
胸部では肺の入っている部分（胸腔），腹部では胃や腸が入っている部分（腹腔），骨盤の周囲は，その部分に外傷が存在する場合，大量の血がたまることがある。外から見ても出血しているかどうかわからない。

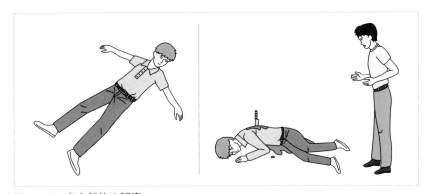

図 3-2-6　出血部位の観察
あお向けの場合，背面といった見えていない部分から出血していることもあり，出血源はすぐにはわからない。

　出血している部分に対してまず行うことは圧迫止血である。出血部位が四肢である場合には，初めから後述するターニケットなど緊縛するための道具を使用してもよい。出血を可能な限り少なくして後送・搬送を行わなければ命を失う。

止血の方法

　止血の方法は直接圧迫止血，ターニケットを使用する方法などいくつか存在する。いずれも状況に応じて考慮できるようにしたい。

1. 直接圧迫止血

　出血している部位を直接ガーゼ等で圧迫する方法である。可能であれば創内の出血している部位を確認しその部分に力が加わるようにガーゼやタオルなどを当て，手袋を装着した手で血が流れてこないようになるまで，十分な力で圧迫する。ガーゼなどは滅菌したものがよいが，医療機関で改めて徹底的に洗浄するので，可能な限り清潔な布（機械油で汚れた布などは避けるべき）で圧迫止血する。例えばネクタイやハンカチでもよい。また，適切な手袋（防水）がない場合にはレジ袋のような水分を通さない袋に手を入れてガーゼを圧迫する方法でも構わない（図 3-2-7）。とにかく止血しなければ間もなく死亡する可能性がある。

　押さえ続けることが困難な場合には，布をベルト等で縛って圧力を加え続ける方法もある。

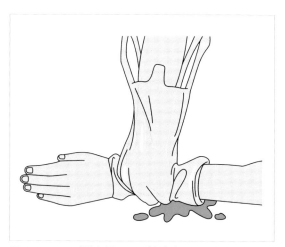

図 3-2-7　レジ袋を用いた圧迫止血

2. ターニケットの使用

　これは四肢からの出血に対して有効である。特に，腕や脚それも上腕や大腿を切られたり被弾することによって大量出血をきたしている場合に有効である。止血帯にはいくつかの製品がある（図 3-2-8）が，止血帯がない場合でもベルトやネクタイなどを止血帯として利用可能である。以下，止血帯の使用方法を述べる。

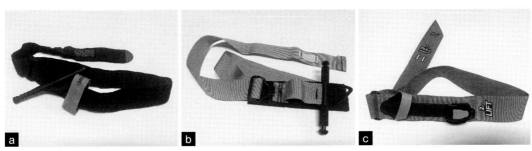

図 3-2-8　いろいろなターニケット
a：CAT^{TM}，b：SOF®，c：RMT^{TM}

1）CAT^{TM} の使用方法

①まず CAT^{TM} の輪を出血している四肢の創の 5 cm 程度，体の中心に近い位置に装着する。ただし，肘関節や膝関節に CAT^{TM} を装着することは避ける（血管が骨に囲まれており，CAT^{TM} を使用しても止血できない可能性があるため）（図 3-2-9a）。

②CAT^{TM} を同部位にしっかりと密着させて（指が入らない程度に）巻き，ベルクロ部分で固定する（図 3-2-9b）。

③CAT^{TM} に付いている棒を回して，止血帯の部位より手や足の先に血が巡らないように圧迫を加えていく。この際，傷病者は強い痛みを訴えることがあるが，血が止まるまで棒を回して圧迫を加えていく（止血しなければ死亡する可能性があるため）（図 3-2-9c）。

④棒を CAT^{TM} の固定具に引っかけ，固定する（図 3-2-9d）。

⑤棒が固定具から外れないように時刻記入用ベルトを巻き，止血開始時刻を記入する（図 3-2-9e）。

⑥止血されているかどうか観察を続け，後送の準備をする。まだ出血が続く場合には他の部位に創がないか確認したうえで，CAT^{TM} を締め上げるか，さらに数センチ，胴体側に 2 本目の CAT^{TM} を装着し，1 本目と同様に CAT^{TM} で圧迫を加える。

⑦さらに傷病者観察・評価を行い，後送・搬送を開始する。CAT^{TM} は医療機関で解除されるので，そのままにしておく。

2）SOF® の使用

①まず SOF® の輪を出血している四肢の創の 5 cm 程度，体の中心に近い位置に装着する。ただし，肘関節や膝関節に SOF® を装着することは避ける（血管が骨に囲まれており，SOF® を使用しても止血できない可能性があるため）（図 3-2-10a）。

②SOF® を同部位にしっかりと密着させて（指が入らない程度に）巻く（図 3-2-10b）。

③SOF® に付いている棒を回して，止血帯の部位より手や足の先に血が巡らないように圧迫を加えていく。この際，傷病者は強い痛みを訴えることがあるが，血が止まるまで棒を回して圧迫を加えていく（止血しなければ死亡する可能性があるため）（図 3-2-10c）。

④棒を SOF® の三角形の固定具に引っかけ，固定する（図 3-2-10d）。

⑤止血開始時刻を記入する（図 3-2-10e）。

⑥止血されているかどうか観察を続け，後送の準備をする。まだ出血が続く場合には他の部位に創がないか確認したうえで，SOF® を締め上げるか，さらに数センチ，体の中心側に 2 本目の

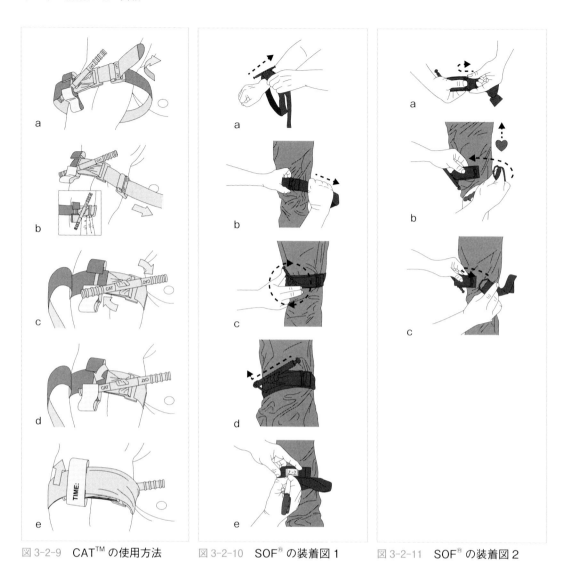

図 3-2-9　CAT™ の使用方法　　　図 3-2-10　SOF® の装着図 1　　　図 3-2-11　SOF® の装着図 2

　　SOF® を装着し，1 本目と同様に SOF® で圧迫を加える。

⑦SOF® を装着した時刻を記載する。さらに傷病者観察・評価を行い，後送・搬送を判断する。

　　SOF® は医療機関で解除されるので，そのままにしておく。

補足

　　脚が何かに挟まれた状態で出血している場合など止血帯で輪を作って装着することが困難な場合ではいったん，ベルトを外して装着しなければならない。SOF® の場合はバックル部分を外して受傷肢に巻き，再びバックルをつなぐと短時間で装着できる（図 3-2-11）。

3）RMT™ の使用

①まず RMT™ を出血している四肢の創の 5 cm 程度，体の中心に近い位置に装着する。ただし，肘関節や膝関節に RMT™ を装着することは避ける（血管が骨に囲まれており，RMT™ を使用しても止血できない可能性があるため）。

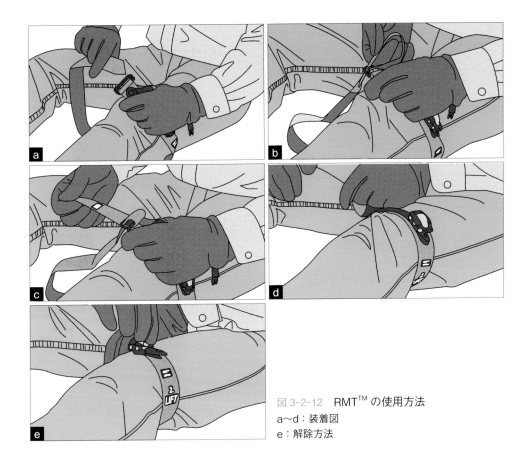

図 3-2-12　RMT™ の使用方法
a〜d：装着図
e：解除方法

②RMT™ を同部位にしっかりと密着させて（指が入らない程度に）巻く。RMT™ のベルトに "1.PULL" と記載されており，その方向にベルトを引っ張り受傷肢に密着させる（図 3-2-12a〜d）。

③RMT™ のベルトに記載されている "2.LIFT" の近くにあるラチェットを複数回引き上げて（引き上げるたびにカチカチと音がなる）圧迫を加えていく。この際，傷病者は強い痛みを訴えることがあるが，そのまま圧迫を加えていく（止血しなければ死亡する可能性があるため）（図 3-2-12d）。

④止血開始時刻を記入する。

⑤止血されているかどうか観察を続け，後送を開始する。まだ出血が続く場合には他の部位に創がないか確認したうえで，さらに RMT™ を締め上げるか，さらに数センチ，体の中心側に 2 本目の RMT™ を装着し，1 本目と同様に RMT™ で圧迫を加える。

⑥RMT™ を装着した時刻を記載する。さらに傷病者観察・評価を行い，後送・搬送を判断する。RMT™ は医療機関で解除されるので，そのままにしておく。

⑦RMT™ の解除の際，ラチェットの引き上げ部分の内側にある部品を指で起こすと緊縛が解除される（図 3-2-12e）。

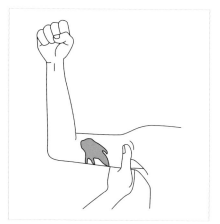

図3-2-13　腋（腋窩）を圧迫することによる止血
脇の下の脈を触れる部分を創部からの出血が止まるまで強く圧迫する。

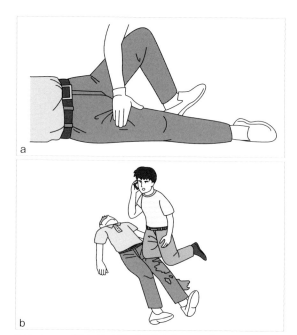

図3-2-14　脚の付け根（鼠径部）の圧迫による止血
a：脚の付け根の前面に脈を触れる部位がある。その部分に全体重をかけるような感じで強く圧迫する。
b：場合によっては膝を乗せて全体重をかけてもよい。血を止めることを第一に考える。膝を使う場合には両手が解放される利点がある。

【コラム7　間接圧迫止血法】
- ターニケットを使用しても止血しにくい四肢からの出血がある。それは腕の付け根や脚の付け根に近い部分からの出血で，ターニケットが装着しにくい場合である。このような場合にどう対処したらよいのであろうか。
- 腋窩への止血方法（図3-2-13）
- 鼠径部への止血方法（図3-2-14）
  イラストのようにわきの下や太腿の付け根に動脈があるためそれを圧迫すると出血量を少なくすることが可能である。太腿の付け根に体重をかけて鼠径部の動脈を圧迫する方法が有効である。
  図では腕で脚の付け根を圧迫しているが，膝で体重をかけて圧迫してもよい。

【コラム8　ターニケットがない場合】
　布，ネクタイなどと棒として使えるものを用いて即席でターニケットを作成する。とにかく止血しないと死に至る可能性が出てくる（図3-2-15）。

表 3-2-1　ターニケットの製品ごとの特性

	CAT™ (combat application tourniquet)	SOF® tourniquet (special operation forces tactical tourniquet)	RMT™ (ratcheting medical tourniquet)
緊縛方法	ロッド（棒）を回転させる	ロッド（棒）を回転させる	ラチェットを動かす
特徴	軽い（実測値：76 g） ベルト幅：実測値 38 mm 四肢が機械などに挟まれた状態ではベルトを通し直す必要あり	やや重い（実測値：138 g） ベルト幅：実測値 38 mm バックルをフックにかけて四肢に巻きつけることが可能なため挟まれた状態（図 3-2-16）でも容易に装着可能。	やや重い（実測値：137 g） ベルト幅：実測値 50 mm ラチェットで締め上げるため，力を必要とせず，他の製品に比べて急激に締め上げられる感じが少ない。

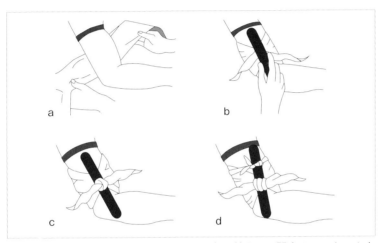

図 3-2-15　布，三角巾，ネクタイなどと棒を利用して即席ターニケットを
作成する方法

a：布などを創部より体幹に近い部位で巻く。
b：結び目となる部分に棒をあてがう。
c：棒が結び目の下に来るように布を結ぶ。
d：棒を回転させ血が止まるまで締め上げて，棒が巻き戻らないように固定する。
　　装着時刻を布（皮膚でもよい）に記載しておく。
〔https://www.crisis-medicine.com/not-tourniquet-without-windlass/〕

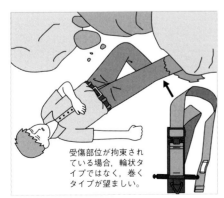

受傷部位が拘束されている場合，輪状タイプではなく，巻くタイプが望ましい。

図 3-2-16　ターニケット使用時に輪状を崩さなければ
ならない場合

受傷部位を移動させることができないような場合，ターニケットの輪をいったん外して受傷肢に巻き直さなければならない。狭小な空間や暗い場所でも，ねじれることのないように巻き直すことを考慮しておかなくてはならない。この場合には SOF® のようなバックルを有するターニケットが比較的装着しやすい。

【コラム9　ボストンマラソンテロでのターニケット】

　2013年4月15日，ボストンマラソンのゴール地点付近において圧力鍋を用いた手製の爆弾が2カ所で爆発し，3人が死亡，243人が負傷した。このとき，243人中，四肢から出血が認められた27人にターニケットが装着されたが，そのターニケットはすべて専用製品ではなく，布などを利用した即席のターニケットであった。この243人は一人として命を失うものはなかった。ターニケットが効果を示したと考えられた。

3.　刃器が突き刺さったままの創に対する止血

- 四肢の場合：ターニケットを装着する等，止血に対する体制が整っていれば移動時にさらなる損傷をきたすと考えられる場合，抜くことも考慮してよい。
- 体幹の場合：刃物を抜くことでさらに切ってしまう，あるいは刃物がなくなることでさらに出血する可能性があるため，そのまま刃物を動かさないようにして刺さったまま後送・搬送を行うことが望まれる（図3-2-17）。

　医師が止血を行う場合には，器具（鉗子）を用いて出血している血管を直接挟み止血を行うことがある。器具で挟んだ部分を糸で縛って止血することもある。また，止血剤の入ったガーゼや包帯を用いて止血を行う方法，電気メスを用いることができる環境（主に医療機関内）では電気メスを用いた止血が行われることもある。電気メスの原理は，電流による局所的な発熱で乾燥・凝固を生じさせることで血を止める方法である。

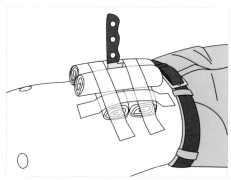

図3-2-17　刃物の固定

まとめ

　出血に伴い，傷病者に不安感が出現し，暴れたり暴言を吐いたりすることがある。これはアルコールや薬物の影響ではなく，出血していることが原因である。出血は止血をしなければ比較的短時間（早い場合には数分）で死亡に至るため，可能な限り止血をしなければならない。

　速やかに準危険区域へ離脱し，"早く"，"確実に"外出血の部位を同定し，止血を行う。四肢からの出血に対してはターニケットをためらうことなく使用できるように心がける。

（大西　光雄）

3 気道確保

　呼吸のための空気の通り道が閉塞（気道閉塞）すると，急速に生命の危機に陥る。生死に関わる緊急性の高い重要な病態である。医療介入までに時間を要する現場においては迅速な止血に続き，肺に空気が入る通り道を適切に確保すること（気道確保）が求められる。特に爆傷現場では顔面損傷等により気道が損傷される傷病者が発生する可能性が高い。

気道閉塞の原因

　気道閉塞の原因として以下のものがあげられる。
①外傷：頭部外傷や顔面外傷などで，口や鼻から垂れ込んだ凝血塊や脱落した歯牙などが異物となり気道が閉塞する。咽頭・喉頭周囲に発生した内出血のため咽頭・喉頭が気道の外方から圧迫され気道狭窄をきたすこともある。
②意識障害：意識レベルの低下により舌根が沈下し気道が閉塞する。
③吐物等：嘔吐による吐物そのものが気道を閉塞する。

気道閉塞の症状

　目と耳を用いて確認する。覚醒し意識清明であり会話が可能であれば，現時点で気道に大きな問題はないと考えられるが，時間を経て症状が出てくる場合があり，受傷現場だけでなく搬送時にも注意が必要である。

1．いびき様呼吸

　意識レベルの低下などで舌根が沈下し，上気道が狭くなった状態で空気が流れることにより発生した乱流が，軟口蓋・口蓋垂・咽頭を振動させていびき音が発生する。

2．呼吸時の吐物・血液噴出

　出血や吐物が気道に入り込むことにより閉塞をきたす可能性が高い。厳重な観察が必要である。

3．シーソー呼吸

　息を吸うとき，胸骨の上部（胸骨上窩）が陥没し，喉仏・下顎が下がる。息を吐くときは逆の動きがみられる。

4. 死戦期呼吸

以下の呼吸症状を呈している場合は有効な換気がなされないため，直ちに救命処置〔心肺蘇生法（CPR）〕が必要である。

1) 下顎呼吸

吸気時に下顎を動かして空気を飲み込むような呼吸。顎の動きのみで胸郭はほとんど動かない。

> **【ポイント】観察・処置時の注意**
> ・救助者は観察・処置の際，感染防止に注意し，ゴーグル・マスクの装着を行うこと。
> ・食後（特に直後）の傷病者では誤嚥に注意を払うこと。

2) 鼻翼呼吸

吸気時に鼻翼が広がり，呼気時に鼻翼が縮まる呼吸。胸郭はほとんど動かない。呼吸努力の増加が必要な場合に多く発生する。乳児や幼児で多くみられる。

3) あえぎ呼吸

瀕死状態で認められるほぼ完全な呼吸中枢機能消失による異常な呼吸パターンで，開口して行う深い努力様呼吸。毎分数回以下の徐呼吸となり，長い呼吸停止を伴う。吸気時に頭部を後ろへ反らす動きを認める。呼吸停止期は徐々に延長し放置すれば確実に死に至る。

5. 呼吸音消失

気道閉塞により呼気・吸気の移動がなくなった場合にみられる。呼吸停止状態を表す。

簡易な気道確保

1. 回復体位

自発呼吸があるが意識状態が悪く，嘔吐の危険性がある状態の傷病者に対し考慮する（図3-3-1）。手順は以下のとおりである。

①吐物が詰まらないよう顔を横に向ける。
②上側の手を顎の下に入れ，頭部を後屈させる。
③嘔吐を予防するために顎を軽く前に出し，上側の手の甲に顔を乗せ，空気の通り道をつくる。
④姿勢が安定するように足は上側の膝を90°くらいに曲げて倒れないようにする。

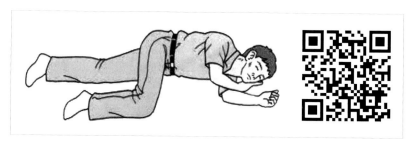

図3-3-1　回復体位
〔「急病・救急」ページ内の動画および画像は「泉州地域メディカルコントロール協議会」による監修で作成，https://www.youtube.com/watch?　v＝ZFNOO1SXQLs〕

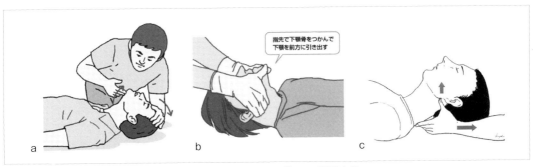

図 3-3-2　a：頭部後屈顎先挙上法，b：下顎挙上法，c：修正下顎挙上法

表 3-3-1　注意点

	頭部後屈顎先挙上法	下顎挙上法
適　応	頸椎損傷を疑わない	頸椎損傷を疑う
禁　忌	反応があり頸椎損傷が疑われる	開口に抵抗がある傷病者
利　点	器具が不要	カラー装着時にも実施できる
欠　点	手技の継続のため要員が必要	手技の維持が困難

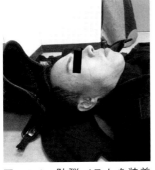

図 3-3-3　防弾ベストを装着している場合
防護衣装着時における呼吸の確認は困難である。マスク等を外してしっかり観察する。

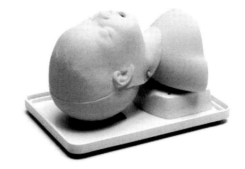

図 3-3-4　小児の気道管理：仰臥位

2.　用手気道確保

1)　挙上法と注意点

　挙上法を図 3-3-2 に，注意点を表 3-3-1 に示す。

　防弾ベストを装着している場合，仰臥位にて頸部が異常に伸展し頸椎を損傷する可能性がある。頸部の装具などを頭部に置くなどで防ぐことができる（図 3-3-3）。

2)　小児の気道管理のポイント：解剖学的特徴（図 3-3-4）

- 小児は体幹に比べ頭部が大きい。
- 舌が口腔のスペースに対し相対的に大きい。
- 小児の気道はより小さく支持組織が発達していない。

表 3-3-2 エアウェイの適応と禁忌

	経鼻エアウェイ	経口エアウェイ
適 応	CPA, 頸椎損傷（疑い）, 用手気道確保困難, 舌根沈下, 下顎骨骨折	CPA, 頸椎損傷（疑い）, 用手気道確保困難, 舌根沈下 ※不適切なサイズの使用により舌を圧迫し気道閉塞を助長することがあるので注意が必要である
禁 忌	頭蓋底骨折（疑い）, 鼻出血, 脳圧亢進禁忌疾患	咳嗽反射あり, 下顎骨骨折

経口・経鼻エアウェイのほか声門上閉鎖式エアウェイや食道閉鎖式エアウェイなどがあるが救急救命士以上の資格が必要である。
CPA：cardiopulmonary arrest（心肺停止）

- 喉頭は首の中で成人に比べ高い位置にある。
- 仰臥位に寝かせると大きい後頭部によって頭部が前屈され上気道が狭くなる。
- 背部にタオル等を置いてニュートラル位を保つ。

気道補助器具

気道補助器具は原則安全区域内での使用を考慮する。
使用においては救急標準課程以上の資格が必要である。
エアウェイには2種類がありそれぞれの適応・禁忌は表 3-3-2 のとおりである。

【ポイント】
　すべての事態対処救護要員はフェースシールドまたはポケットマスクを携行すべきである。

気道確保実施場所と方法

表 3-3-3 に活動区域と職種に応じた気道確保の方法を示す。

危険区域に位置する場合は，大量出血の止血を優先し気道確保は実施できないことが多い。早期の脱出を試み，より安全な場所での処置が早くできるように活動する。

準危険区域でも場所・時間の関係で十分な医学的処置ができない場合が多い。用手気道確保や簡単な器材を用いた気道確保を実施し，迅速に安全区域への脱出を考慮する。

安全区域では医療チームによる気道確保その他の処置が期待できる。医療チームとの協働を事前に検討しておくべきである。

表 3-3-3　活動区域と職種に応じた気道確保の方法

		初動対応要員					
		一般隊員	事態対処救護要員				医　師
			救護担当隊員	救急標準課程	救急救命士	看護師	
活動区域	危険区域	迅速な搬出					
	準危険区域	用手的気道確保・回復体位	用手的または簡単な器具を用いた気道確保・回復体位				用手的または簡単な器具を用いた気道確保・回復体位・（輪状甲状靱帯切開）
	安全区域						用手的または簡単な器具を用いた気道確保・回復体位・気管挿管・輪状甲状靱帯切開

事態対処時の特殊性

　防弾・防刃装備を装着している場合，装備の脱装に相当な時間を要する（図 3-3-5）。安全区域に移動後速やかに早期の気道確保と胸部圧迫を解除する方法を平時より訓練しておくべきである。

1．脱装の手順

　①ヘルメットは重量があるため正中で固定することが困難で用手による保持が必要である。

　②頸部の防弾装具を外し顔面の被覆衣を外し口・鼻を露出する。

　③ヘルメット離脱後，背部の装備の厚さにより後屈になる場合がある（頸部の防護衣を後頭部に挿入し過伸展を防ぐ）。

　④前胸部の防護具を離脱し，さらに体幹に固定しているベルクロを外し胸郭の運動を確保する。

2．ステップアップ（「銃創・爆傷患者診療指針 ver.1」より）

　爆傷肺に注意する。

【臨床症候】

- 呼吸困難，喀血，咳，胸痛。臨床症状として，呼吸困難，低酸素血症が胸部打撲を受けなくても生じる。
- 徴候：頻呼吸，低酸素血症，チアノーゼ，無呼吸，喘鳴，呼吸音低下，循環不全，気管支瘻，空気塞栓，血気胸を合併し得る。

【診　断】

　胸部 X 線撮影：バタフライシャドウ，動脈血液ガス分析，超音波検査，CT にて診断する。

【治　療】

- 肺挫傷の治療と同様，輸液は少なすぎず，多すぎずが望ましい。
- 高濃度酸素投与，必要に応じてバック換気，気管挿管を行う。
- 気道閉塞症状，肺水腫，多量の喀血は直ちに気管挿管を行う。

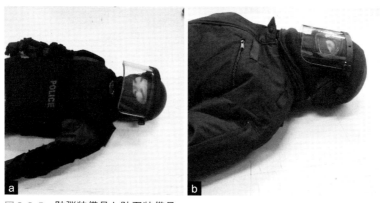

図 3-3-5　防弾装備具と防刃装備具
a：防弾装備具，b：防刃装備具

- 多量の喀血患者や胸腔ドレーンからの大量のエアーリークは分離肺換気を考慮する。
- 多量の血気胸は速やかに胸腔ドレーン留置を行う。
- 換気不全の症例には速やかに気管挿管が必要である。
- 陽圧換気では緊張性気胸や空気塞栓症状に注意する。
- 空気塞栓症に対しては高濃度酸素投与，腹臥位，左側臥位などの体位管理とともに高気圧酸素治療を考慮する。

【継続対応】

- 明確な外来フォロー，入退院基準がない。
- 爆傷に暴露された患者は繰り返しの評価が必要。
- 爆傷肺罹患者は ICU 管理が望ましい。
- いかなる患者の主訴も爆傷肺との関連を考えて管理する。

（高階　謙一郎）

離脱/後送/搬送

獲得目標

- 離脱（extraction）/後送（evacuation）/搬送で傷病者を移動させる方法を知る。
- 離脱時に移動させる方法を選択できる。

「離脱」する方法

離脱する方法には表3-4-1に示したものがある。

1.　自力離脱

傷病者自身で移動する。

2.　救助者による方法

1）単独の救助者の場合

①支持法（図3-4-1）

　傷病者に意識があり，歩行可能または片足に軽傷を負っている場合に，傷病者の腕を救助者の首にまわして傷病者を支えながら移動させる。

②引っ張って移動させる方法（図3-4-2）

　傷病者が歩行不可能な場合に，救助者が傷病者の腕または脚または身体・衣服の一部をしっかり持って，引っ張って移動させる。

　危険性の高い事態対処現場では，最も簡単で安全な方法といえる。

③背部から後方に移動させる方法（図3-4-3）

　傷病者が歩行不可能な場合に，傷病者の両脚を重ね，背後にまわって傷病者の両わきの下から手を入れ，抱きかかえるようにして，両手で傷病者の片方または両方の前腕をしっかり持ち，傷病者の腰をつり上げるようにして引っ張って移動させる。

④横抱き法（図3-4-4）

　傷病者が歩行不可能な場合に，傷病者の腕を救助者の首にまわさせて横抱きにし，傷病者の体幹と両膝をしっかり持って移動させる。

⑤背負い法（図3-4-5）

　傷病者に意識があって歩行不可能な場合に，傷病者を背負い，両膝の下から腕を入れて両膝を抱え込み，傷病者の両腕を交差または平行にさせて両手をしっかり持って移動させる。

表 3-4-1　離脱する方法のまとめ

	自力離脱	支持法	引っ張り	後方引っ張り	横抱き	背負い	ファイヤーマンズキャリー（F.C.）	前後抱え	左右抱え	ストレッチャー牽引	ロープ牽引
救助者	不要	1人	1人	1人	1人	1人	1人	2人	2人	1人	1人
傷病者の協力	要	要	不要	不要	不要	要	不要	不要	不要	不要	要
傷病者の歩行	要	要	不要	不要	不要	不要	不要	不要	不要	不要	不要
脊椎支持性	—	—	△	×	×	×	×	×	×	△	△
救助者の負担	—	少	少	少	大	大	大	少	少	少	少
備　考	軽傷なら優先する	傷病者が軽傷の場合	簡単で安全	簡単で安全		長距離移動に適す	技術・力が必要危険	長距離移動に有利	長距離移動に有利	用具が必要	用具が必要

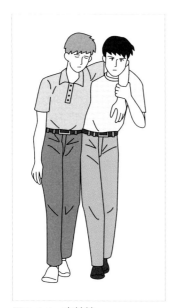

図 3-4-1　支持法

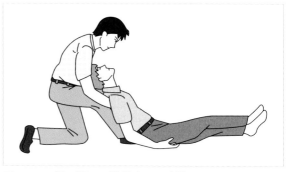

図 3-4-2　引っ張って移動させる方法

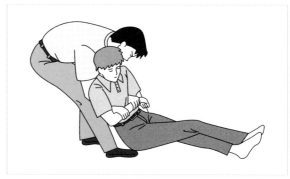

図 3-4-3　背部から後方に移動させる方法

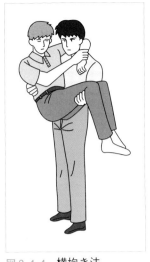

図 3-4-4　横抱き法

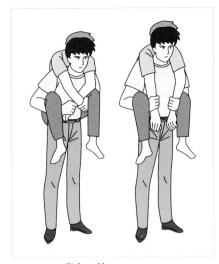

図 3-4-5　背負い法

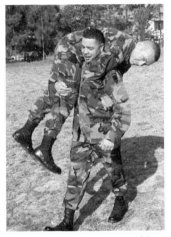

図 3-4-6　ファイヤーマンズキャ
リー（F.C.）

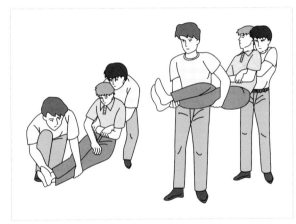

図 3-4-7　前後から抱える方法

⑥ファイヤーマンズキャリー（F.C.）（図 3-4-6）

　傷病者が歩行不可能な場合に，傷病者を抱き上げ，救助者は身体を沈み込ませて，傷病者を持ち上げる。救助者の肩で傷病者を抱えるようにして，傷病者の両脚をしっかり持って移動する。かなりの力を必要とする。傷病者の頭・体幹は救助者の背後になる。救助者・傷病者ともに標的になる危険性が高い。

2)　複数の救助者の場合

⑦前後から抱える方法（図 3-4-7）

　傷病者を座らせて，1 人が傷病者の背後にまわって，両わきから手を入れ傷病者の腕をつかみ抱え，もう 1 人が傷病者の両脚を交差させて抱えて搬送する。

⑧左右から抱える方法（図 3-4-8）

　傷病者を挟んで，救助者両名が向かい合わせに立ち，搬送する方向にある手首を傷病者の太腿の下でお互いにつかみ，傷病者の腕を救助者の首にまわして，傷病者が座った状態で抱えて搬送する。

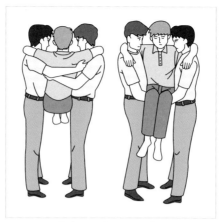
図 3-4-8　左右から抱える方法

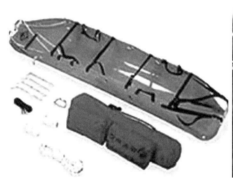
図 3-4-9　ストレッチャー牽引

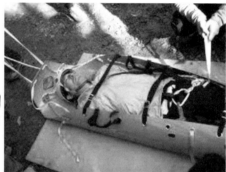

3）用具を使う場合

⑨ストレッチャー牽引（図 3-4-9）

　図に示したような用具を使って牽引して移動させる。

⑩投げ込みロープ牽引（図 3-4-10）

　図に示したような用具を使って牽引して移動させる。

「後送」する方法

　「離脱」の方法に加えて，担架を使った方法がある（図 3-4-11）。

　担架の握り部を握り，背筋を伸ばして膝を曲げ，姿勢を低くして立ち上がる。担架を持ち上げるときは，1人が号令をかけて，同時に同じ動作で行う。2人で向かい合って，担架を持ち上げたときは，傷病者の足側の救助者は向きを変える必要がある。進行方向は，傷病者の足の方向である。

「搬送」する方法

　日常の救急搬送に準じる。陸路搬送・空路搬送がある。

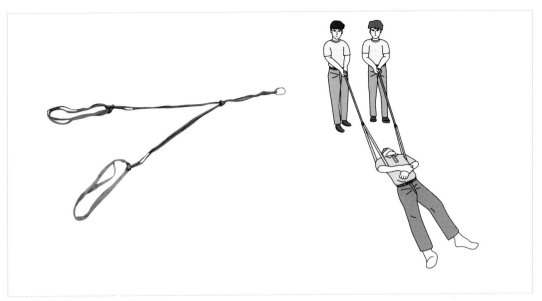

図 3-4-10　投げ込みロープ牽引

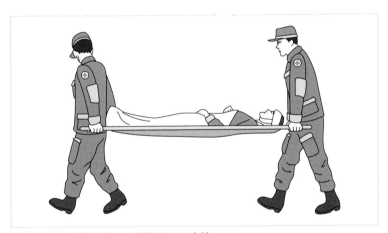

図 3-4-11　担架を使って移動させる方法

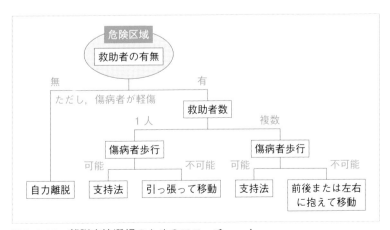

図 3-4-12　離脱方法選択のためのフローチャート
（臨機応変に他の方法も選択する）

離脱方法選択のためのフローチャート

臨機応変に他の方法も選択する（図3-4-12を参照）。

【コラム1　脊髄損傷が疑われる場合の留意点】

　脊髄損傷は，高所から墜落したり，爆発で飛ばされたり，車両に衝突した場合に受傷する可能性がある（単に，刃器で刺されたり，銃弾で負傷したりしただけでは，脊髄損傷を受傷する可能性はきわめて低い）。

　脊椎損傷に対しては，脊椎がまっすぐになるような，傷病者の長軸（頭または足の方向）に引っ張って移動させる方法が適している。

　しかし，危険区域では，脊髄損傷が悪化するリスクよりも攻撃されるリスクのほうを避けなければならないため，可能な範囲で以下の離脱方法を考慮する（例えば，「離脱」する方法2の1）の②および③による方法）。

【コラム2　『搬送』のために申し送る情報】

　搬送のために，事態対処救護要員から救急隊に情報が引き継がれる。その際に必要な情報は，以下を参考にする（MIST）。

Mechanism	⇒	受傷・発症機転
Injury	⇒	受傷部位
Sign	⇒	症状・症候
Treatment	⇒	処置

　さらに，証言の聴取・証拠保全を行うことも重要である。

（若井 聡智）

第4章

そのほかに考慮する事項

1 環境障害

シナリオ1：熱中症

　真夏の暑い日に立てこもり事件があり，あなたの部隊が出動した。現場は一軒家で4名の人質がおり，3名はけがなく救出された。家に冷房装置はなく窓を閉めきっていたため，3名は長時間高温環境の中にいたと思われる。3名の状態は以下のとおりである。

　患者A：25歳男性，意識ははっきりしているが，汗を大量にかいており，めまい，立ちくらみがある。時折生あくびをして，ふくらはぎをつって痛がっている。

　患者B：12歳女児，会話は可能であるがややぼんやりしており，集中力がない。顔は紅潮しており，頭痛と吐き気がある。うまく力が入らず，体のだるさを訴えている。汗をかいている。

　患者C：80歳男性，眠りがちであったが，突然ガクガクとひきつけを起こした。ひきつけは数秒で治まったが，その後呼びかけに反応はない。汗をまったくかいておらず，皮膚を触ると熱い。

- あなたは救出者にどのような対処をするか？
- まだ人質が1名残っているが，高温環境は続いている。隊員の活動場所のWBGT計は28℃を示している。あなたは部隊の隊長としてどのように隊員管理をするか？

1. 熱中症を生じやすい環境
　以下の環境要因があげられる。

- 高温環境（放射）
- 暖かい風（対流）
- 風呂など（伝導）
- 脱水などにより発汗量の減少（蒸発）
- 厚着（貯熱量）
- 労作環境（仕事量）

2. 熱中症の症状
　暑熱環境にいる，もしくはいた後の体調不良は熱中症の可能性があり，表4-1-1のような症状から3段階の重症度に分けるのが一般的である。シナリオ1では，患者AはⅠ度熱中症，患者BはⅡ度熱中症，患者Cが症状からⅢ度熱中症と判断でき，A，B，Cの順番に重症となる。

表 4-1-1　熱中症の重症度分類

Ⅰ度熱中症	• 手足がしびれる • めまい，立ちくらみがある • 筋肉のこむら返りがある（痛い） • 気分が悪い，ボーっとする
Ⅱ度熱中症	• 頭がガンガンする（頭痛） • 吐き気がする・吐く • 体がだるい（倦怠感） • 意識が何となくおかしい
Ⅲ度熱中症	• 意識がない • 体が引きつる（痙攣） • 呼びかけに対し返事がおかしい • まっすぐ歩けない・走れない • 体が熱い

〔環境省熱中症環境保健マニュアル 2018 をもとに作成〕

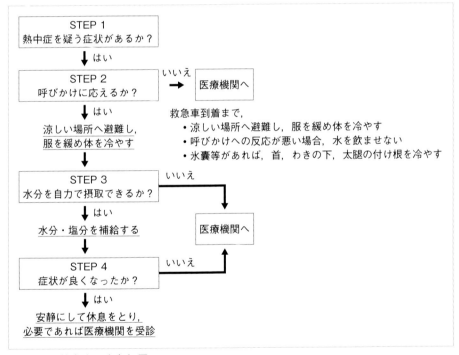

図 4-1-1　熱中症の応急処置

〔環境省熱中症環境保健マニュアル 2018 をもとに作成〕

3. 熱中症の応急処置

　熱中症の応急処置を図 4-1-1 に示す。

　患者Ｃのように呼びかけに応えない場合は，すぐに救急車を手配する。救急車到着までは涼しい場所へ避難させ，服を緩め体を冷やす。氷嚢等があれば，首，わきの下，太腿の付け根を冷やす。呼びかけへの反応が悪い間は誤嚥する可能性があるので水を飲ませてはいけない。

　患者Ｂは涼しい場所に移動させ，自力で水分摂取できるようであれば飲んでもらう。熱中症Ⅱ

表 4-1-2　日常生活における熱中症予防指針

温度基準（WBGT）	注意すべき生活活動の目安	注意事項
危険（31℃以上）	すべての生活活動で起こる危険性	• 高齢者においては安静状態でも発生する危険性が大きい • 外出はなるべく避け，涼しい室内に移動する
厳重警戒（28〜31℃）		外出時は炎天下を避け，室内では室温の上昇に注意する
警戒（25〜28℃）	中等度以上の生活活動で起こる危険性	運動や激しい作業をする際は定期的に十分に休息を取り入れる
注意（25℃未満）	強い生活活動で起こる危険性	一般に危険性は少ないが激しい運動や重労働時には発生する危険性がある

〔日本生気象学会「日常生活における熱中症予防指針 Ver.3」より〕

表 4-1-3　戦闘服着用時の休息と飲水の指標

暑さ分類	WBGT暑さ指数	軽作業		中等作業		重作業	
		作業/休息（分）	飲水量（mL/時）	作業/休息（分）	飲水量（mL/時）	作業/休息（分）	飲水量（mL/時）
1	25.5〜27.5℃	制限なし	500 mL	制限なし	750 mL	40 分/20 分	750 mL
2	27.5〜29.5℃	制限なし	500 mL	50 分/10 分	750 mL	30 分/30 分	1,000 mL
3	29.5〜31.0℃	制限なし	750 mL	40 分/20 分	750 mL	30 分/30 分	1,000 mL
4	31.0〜32.0℃	制限なし	750 mL	30 分/30 分	750 mL	20 分/40 分	1,000 mL
5	>32.0℃	50 分/10 分	1,000 mL	20 分/40 分	1,000 mL	10 分/50 分	1,000 mL

〔U.S. Army Public Health Command を改変〕

度の症状が出ている場合は，水分摂取だけで症状が改善することは少なく医療機関で点滴が必要になる場合が多い。患者Bは子どもでもあるので医療機関を受診させるのが無難である。

　患者Aも涼しい場所に移動させ，自力で水分摂取してもらう。水分摂取で脱水が改善すれば症状が良くなる可能性が高い。

4. 活動中の熱中症予防

　活動中の熱中症予防のポイントは休息と飲水の判断である。暑さ指数 WBGT〔wet-bulb globe temperature（湿球黒球温度)〕による客観的な指標をもとに判断する。WBGT は，人体の熱収支への影響が大きい，①湿度，②日射・輻射，③気温，の3つを取り入れた指標である。通常でもWBGT が 28℃を超えると熱中症患者が著しく増加する（表 4-1-2)。

　表 4-1-3 に米国陸軍の暑熱環境下で戦闘服着用時の休息と飲水判断の指標を改変したものを紹介する。ここでいう軽作業とは武器の整備，射撃訓練，通常歩行（時速4km 程度，舗装，15kg 未満の荷物)，式典参加などを示す。中等作業は砂場での歩行（荷物なし)，速歩（時速5〜6km，舗装，18kg 未満の荷物)，体操，パトロール，匍匐前進，防御姿勢の維持などで，重作業は 18kg 以上の荷物を持った速歩，砂場での歩行（荷物あり)，現場での交戦である。この指標に従うことで

4時間は活動できるとされている。飲水量の必要量は個人差をもとに±250 mL/時, 日差しが強いか日陰かで±250 mL/時を考慮する。ただし1時間の飲水量で1.5 L, 1日の飲水量で12 Lを超えないように注意する。

　シナリオではWBGT 28℃と暑さ分類2であり, 待機のみの軽作業であれば休息なしで500 mL/時の飲水でよいが, 交戦などの重作業となると30分の休憩が必要であり, 飲水量も1 L/時必要である。また表4-1-1に示した熱中症の症状がみられた隊員は隊からの離脱を考慮する必要がある。

5. 注意するポイント

　小児や高齢者は同じ環境でも熱中症になりやすい（自律神経機能低下, 汗腺の未発達, 脱水のなりやすさなどが理由）うえに, 症状を十分に訴えられない場合もあるので注意が必要である。可能であれば塩分を含んだ経口補水液（OS-1など）やスポーツドリンクの補給が勧められる。

　暑熱環境下では人は汗をかくこと（発汗）により気化熱を利用して体温を下げる, 熱中症が進むと脱水により発汗が停止し体温を下げることができなくなり危険な状態になる。患者Cのように傷病者が発汗停止になっている場合には迅速な対応が必要である。

シナリオ2：低体温

> あなたは後輩Aと一緒に狙撃班として出動した。現場の気温は3℃前後で小雨が降っていた。ビルの屋上のコンクリートの上で強風の中, うつ伏せで待機していた。後輩Aは十分な防寒, 防水装備はしていなかった。長時間の待機中に後輩Aの様子はおかしくなってきて, 口唇は紫色で, 呼吸は荒く, 震えを伴っていた。しばらく様子を見ていると震えは止まっていたが, 心配になり様子を見に行ったところ, 意識はなかったが, 呼吸はゆっくりあり, 首の脈に触れてみたところゆっくりとした脈がふれていた。仲間を呼び担架に移動した後に突然首の脈はふれなくなった。すぐに救急隊に引き継ぎ救急隊により心肺蘇生法（CPR）が実施された。途中電気ショック（除細動）も施行されたが, 病院到着時も心臓は止まったままだったのでもうダメだろうと諦めていた。数週間後に後輩Aは後遺症なく復帰することができた。病院到着後に人工心肺を装着して救命されたとのことだった。

1. 低体温症を生じやすい環境
以下の環境要因があげられ, シナリオ2ではすべて合致している。

- 低温環境（放射）
- 冷たい風（対流）
- コンクリートや金属, 冷水など熱を奪うものへの接触（伝導）
- 濡れた衣服や汗（蒸発）
- 薄着（貯熱量）
- 動けない状況（仕事量）
- 体力消耗時や食事摂取不足時（熱産生量不足）

表 4-1-4　低体温の予防
低体温を生じやすい環境に対応した対策が必要

• 低温環境	⇒	暖房，暖かい環境への移動
• 冷たい風	⇒	防風
• コンクリートや金属，冷水など熱を奪うものへの接触	⇒	直接接触を避ける
• 濡れた衣服や汗	⇒	着替える，雨具の使用
• 薄着	⇒	防寒具
• 動けない状況	⇒	動く*
• 体力消耗時や食事摂取不足時	⇒	栄養補給

＊ 重症低体温で動かすと心停止を誘発する可能性があるので注意。

2. 低体温症の症状

　低体温症は体温が 35℃ 未満に低下した状態をいう。軽度低体温（32〜35℃）の段階ではまず熱の喪失を防ぐため皮膚の血管を収縮させ口唇や指先が紫色になる。次に熱産生のため全身の震えと呼吸が速くなる。低体温が持続すれば気力がなくなり，言葉がうまく出なくなり，運動もうまくできなくなり，判断力も低下する。中等度低体温（32〜28℃未満）になると，震えは消失して，意識がなくなり，脈と呼吸は遅くなり，反射も低下する。高度低体温（28℃未満）では昏睡状態となり，呼吸が止まり，心臓が止まり，致死的な不整脈が生じるようになる。

3. 低体温症の応急処置

1) 軽度低体温（32〜35℃）の場合

　低体温の予防（表 4-1-4）をし，暖かく甘い飲み物を与え，可能であれば積極的に動いてもらう。

2) 中等度低体温（32〜28℃未満）

　極力動かさないようにし，体は水平位を保ち，移動には細心の注意を払う，極力保温に努める。

3) 高度低体温（28℃未満）

　脈と呼吸が遅いため，心肺停止かどうかの判断は通常より注意深く時間をかけて行う。心肺停止と判断したら心肺蘇生法（CPR）を実施する。

4. 活動中の低体温の予防

　低体温を生じやすい環境に対応した対策は表 4-1-4 に示した。気温がそれほど低くなくても，体が濡れていたり，風にさらされていたり，コンクリートに長時間接触しているなどの条件があれば，思った以上に体が冷え，体温が急激に低下することがあるので注意が必要である。

5. 注意するポイント

　全身の震えがあるうちは熱を産生できているのでまだ安心であるが，震えがなくなると熱産生ができなくなり，体温低下が一気に進行するため危険である。

　30℃ 以下の低体温ではちょっとした刺激で致死性の不整脈を誘発し心停止になることがある，そこで中等度以下の低体温では傷病者を細心の注意で愛護的に扱う必要がある。

　シナリオ 2 の症例のような低体温による心肺停止は他の心肺停止と比較して後遺症なく復帰できる可能性が高い。そのためある程度時間が経っていても諦めずに心肺蘇生法（CPR）を実施しながら病院への搬送を試みるべきである。

　低体温の心肺停止には人工心肺による救命処置が必要となる場合があるが，人工心肺は大きな救急病院でなければ実施できないので，都市部から離れた事案ではヘリコプターによる都市部への搬送も考慮する。

まとめ

　熱中症や低体温症は予防法を正しく理解するとともに，症状から重症度を判断してそれぞれに対処する必要がある。指揮官は，隊員をよく観察し，必要に応じて任務の変更を考慮しなければならない。また隊員は，同僚隊員の様子を常に観察し，異常があれば直ちに指揮官への報告を行う。隊員の体調に異変がある場合は，任務に重大な影響を及ぼす可能性があることを留意する。

（上村 修二）

2 IFAK—使用方法など

個人救急品セット（IFAK）

　事態対処医療では，危険な現場での事態対処にあたる法執行要員は各人で個人用救急品セットを携行することになる。個人用救急品セットの組み入れ品は軍や法執行機関それぞれで異なるが，それはそれぞれの機関が想定する使用目的や状況が異なっているからである。

　個人用救急品セットで広く用いられているのが，米陸軍の個人用救急品セット（individual first aid kit または improved first aid kit；IFAK，アイファックと読む）である。IFAK にも陸海軍ごとに，さらに特殊部隊などの使用者ごとにさまざまなバリエーションがあるが，本稿では米陸軍の一般兵士用 IFAK（図4-2-1）を題材に，その考え方と使用法を述べていく。したがって，それは医療を担当する事態対処救護要員が携行するものとは異なることに留意されたい。

米陸軍 IFAK の特色

1. 使用対象者

　米陸軍の IFAK を使用して救護される対象者は，携行する米陸軍の兵士自身である。兵士が負傷した場合は，以下の処置を行う。

　①負傷した兵士が自身で止血等の処置をする。

　②または近くにいる同僚が負傷兵の携行する IFAK を使ってその負傷兵を処置する。

　③負傷兵の IFAK では不十分な場合，救護者が携行する IFAK を使う。

　IFAK をこの順序で使用するのは，救護者の IFAK を先に使ってしまうと，別の兵士あるいは救護者自身が負傷した場合に処置する手段がなくなってしまうからである。IFAK を携行する者自身の使い勝手も大切であるが，その仲間の誰でもが共通に使えるようになっている必要がある。そのため，組み入れ品の内容，携行位置，そして携行ポーチ内での組み入れ品の配置はチーム内で統一しておかなければならない。

2. 必要な医療資格

　米陸軍で一般兵士に支給される IFAK は，それを使用する者が医療資格を持たないことが前提となっている。IFAK の組み入れ品の中にその使用に医療資格を必要とするものがあると，医療資格がないゆえに十分に有効に使用されないおそれがある。したがって，IFAK の組み入れ品は，医療資格を必要としないものに限定するか，もしくは携行者が無資格者であっても使用できるように法整備をしておく必要がある。

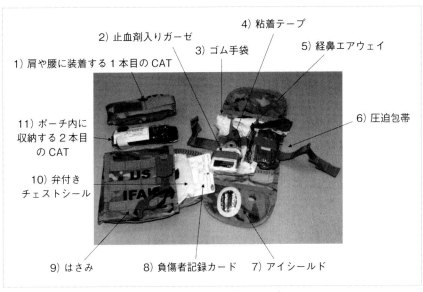

1) 肩や腰に装着する 1 本目の CAT
2) 止血剤入りガーゼ
3) ゴム手袋
4) 粘着テープ
5) 経鼻エアウェイ
6) 圧迫包帯
7) アイシールド
8) 負傷者記録カード
9) はさみ
10) 弁付き チェストシール
11) ポーチ内に 収納する 2 本目 の CAT

図 4-2-1　米陸軍一般兵士個人用救急品セット（IFAK Ⅱ）

　例えば，米軍では緊張性気胸に対して針を穿刺しての緊急脱気など，平時の国内法規上では医療資格者に限定されている行為であっても，米国外での戦闘中の負傷者の救命のためであれば，無資格者でも十分な訓練を受けていることを前提として許可されるものもある。その場合は，その器材をIFAK に組み入れることは有用となる。米陸軍の兵士は，当然米軍の法規に沿って行動しており，一般人とは異なる権利と義務があるため，一般人では許されない医療行為についても一部認められていることがあるので，米軍の IFAK の組み入れ品をわが国での事態対処医療の参考にする場合は，医療無資格者がそのままでは使用することのできないものもあることに留意する必要がある。

3. IFAK の機能

　IFAK は，戦闘中に生じた外傷の応急処置を行うものである。組み入れ品について，それぞれの目的，機能，使用方法を，外傷初期診療の基本である MARCH（第 3 章-1 のコラム 3 参照），すなわち大量出血の制御（M），気道確保（A），呼吸管理（R），循環の維持（C），そして頭部保護と低体温症防止（H）に沿って説明する。

　2013 年に改良された米陸軍 IFAK Ⅱの組み入れ品（図 4-2-1）には，大量出血の制御（M）のためのターニケット〔軍用止血帯（combat application tourniquet；CAT），North American Rescue社製〕，気道確保（A）のための経鼻エアウェイ，緊張性気胸の解除と呼吸管理（R）のための開放性肺損傷の弁付きチェストシール，循環の維持（C）のため止血剤の入ったガーゼと真空パックに納められた伸縮包帯がある。低体温症防止（H）のための保温のシートは入っていないが，眼球保護のためのアイシールドが入っている。眼も頭部（head）の一部なので，眼球防護が MARCH のH といえ，MARCH のすべてを IFAK がカバーしている。

IFAK と訓練

　IFAK の組み入れ品は，戦場での負傷に対して，どうしても必要なものだけが厳選されている。これは，携行する兵士のほとんどは，治安維持や捜索などの戦闘行動を伴う任務が付与されているからである。その任務遂行のためには，活動しやすいほうがよいのが当然で救急品セットはできるだけ小さくて軽いほうがよい。また組み入れ品の種類が少なければ，その使用法に習熟するまでの訓練時間も短くてすむ。

　とはいえ，戦場では，夜間や煙の充満した室内など，視界がきわめて悪いこともある。組み入れ品は，目をつぶっていても処置できるほど取り扱いが容易でなければならない。さらに，目を閉じていても使用できるまで繰り返して訓練を重ねなければならない。

　短時間の訓練で修得することができ，扱いが容易で，軽量かつコンパクトな応急処置器材はごく限定される。米陸軍の IFAK は，米国の法令上の要請・範囲，戦傷データと多くの医学研究をもとにして組み入れ品が選定されているが，わが国での事態対処医療でも，わが国の法令と，想定される事態対処の特性に応じて組み入れ品を検討し，構成する必要がある。

　組み入れ品を選定・確定させたら，事態対処救護要員はチームで完全に同じセットにし，携行場所と携行ポーチ内部の配置も同じにする。決して個人でアレンジはしない。前述のように，IFAK は要員が負傷したときに，同行のチームメンバーがその負傷した要員に対して使うことを想定している。負傷者の IFAK 携行位置と組み入れ品が仲間と同一でないならば，生命の危機に関わる混乱する状況下で，負傷したチームメイトを助けようとする仲間が迅速かつ適切に処置を行うことができなくなってしまう。

IFAK と記録

　IFAK の組み入れ品は応急処置器材だけではない。IFAK を携行する米軍兵士の戦場である対テロ戦は，犯罪の現場として扱われている。兵士の戦争犯罪にも厳しい目が向けられており，作戦中の行動はさまざまな手段で詳細に記録されている。戦傷の救護においても，現場での救護，そして後送してからの的確かつ効率的な医療のため，可能な限り状況と処置内容を記録することが重要である。IFAK には負傷者記録カードを組み入れ，可能な限り記録させるようにさせている。とはいえ，混乱した状況では記録カードが失われることもある。負傷者の身体は決して"紛失"しないので，体に直接，あるいは粘着テープを張り，そこに処置内容を油性ペンで記載しておくと，処置の内容が不明になる可能性を少なくすることができる。そのために，IFAK には油性ペンと粘着テープも組み入れられている。ペンとテープは救護以外の用途にももちろん利用可能である。

米陸軍 IFAK の組み入れ品と使い方

　図 4-2-1 を参照。

1) ターニケット（CAT）

戦場での四肢外傷では2〜4肢の損傷を起こすこともあり，また1肢の損傷だけでも1本のCATでは止血が不十分なことがある。そのため2本以上のCATを各人が携行するが，IFAKのポーチで1本しか入らない場合には，2本目以降のCATは肩や腰に着けて携行する。視界がきかない暗闇や煙幕のような状況下においても同僚のCATをすぐに取り出せるように，例えば右肩と右腰といったように，チームで統一した場所に携行する。

2) 止血剤入りのガーゼ

鉱物やキトサン由来の止血剤が塗り込まれたガーゼを出血部位に当てて止血する。戦場では粉末の止血剤は風で飛ばされて救護者の眼に入ることがある。

3) 医療用グラブ（ゴム手袋）

感染防護は当然必要であるが，応急処置の際は手袋を装着している余裕すらない場合がある。そのときは負傷者からの感染のリスクがあるので，作戦に投入される要員は全員が任務の前に感染症検査を行っておく必要がある。万一自分自身が負傷しても救護者に感染のリスクを負わせるべきではない。

4) 粘着テープ

前述のように負傷者の額部等に貼り付けて，後送の優先順位や，実施した処置などを油性ペンでメモすることが一般的な用法だが，他の目的にも使える多用途なアイテムである。

5) 経鼻エアウェイ

意識があるか，喉頭反射が認められ意識のもうろうとしている負傷者に挿入しても大きな苦痛がなく，気道確保ができる。ただし，鼻部外傷の既往や，頭蓋底の骨折，口蓋の骨折などがある場合は禁忌であること，医療資格により使用が限定されていることから，現時点では日本版のIFAKに組み入れることは難しい。

6) 圧迫包帯

アプリケーターの付いた弾性包帯で，圧迫止血の効果がある。

7) アイシールド

戦傷で守るべきは，生命（life），四肢（limb），視力（eyesight）といわれる。眼球は体表面で最も脆弱な部分であり，容易に損傷を受ける。眼外傷の防止のため，事態対処救護要員には任務中は防護眼鏡を装用させねばならないが，万一穿孔性の眼外傷を受けた場合は，受傷眼をアイシールドでカバーして眼球内容の脱出を防がねばならない。片眼の負傷では，損傷していない眼を動かすと損傷した眼も動くため，健眼も穴の開いたカバーで覆い，眼球を動かさず顔の動きで視線を移させるようにする。

8) 負傷者記録カード

可能な限り処置内容や状況を記録する。ただし，カードが紛失することもあるので，バックアップの方法として，負傷者の体に直接あるいは体に張った粘着テープに油性ペンで記録すると情報を確実に残すことができる。負傷者の額にペンで記号などを書き込むこともよい。

9) はさみ

負傷者の服や処置で用いた包帯等を切るのに不可欠である。分解できるはさみだと，切断以外の目的にも使える場合がある。

10）弁付きチェストシール

　血液が付着した皮膚をざっと清拭する布などを一緒にしておくのもよい。血液が付いていても十分な粘着性がなければならない。緊張性気胸の予防のため弁付きがよい。

11）その他

　医療資格の縛りがあり通常は携行しないが，作戦部隊によっては緊張性気胸の脱気用の針を組み入れることもある。

日本版事態対処医療用 IFAK（JIFAK）の組み入れ品の一案

　今後わが国でいかなる事態が生起するか予測はできないが，犯罪者による複数の外傷患者が発生する事態を想定するならば，医療資格の制限がある経鼻エアウェイを除き，米陸軍 IFAK の組み入れ品を基本としてよいであろう。ターニケットは，CAT のほかにもさまざまなものが市販されているので，試用してみてチームで使いやすいものを採用してよい。事態対処救護要員の多くがJPTEC™ を受講することを考慮すると，3辺テーピングにしてもよいが，強力な粘着テープがすでに付いている弁付きチェストシールを推奨したい。

1．ポイント
- IFAK は他人を救護するためでなく，自分自身あるいは同僚に，自らを救護してもらうためにある。
- 組み入れ品を自己流にアレンジしてはならない。
- IFAK の携行場所はチーム内で統一する。
- 各器材は目を閉じていても処置できるくらいに習熟しておく。
- 負傷者自身の体に直接処置内容を記録してもよい。
- JIFAK は，米軍の IFAK に準じてよいが，一部品目を変更・除外する。

2．JIFAK の一例
- ターニケット：2本
- 止血剤入りのガーゼ：1パック
- 医療用グラブ
- 粘着テープ
- 圧迫包帯：1本
- 穴あきのアイシールド：2枚1組（両眼とも覆う）
- 負傷者記録カード
- はさみ
- 弁付きチェストシール：1枚

3．ステップアップ
- 作戦内容や脅威に応じた IFAK の組み入れ品の検討

• 装着場所と携行方法
• 事態対処救護要員のための救護資器材バッグ（救護嚢）の整備

（後藤 浩也）

3 事態対処救護要員の資器材に関する考え方

医療資格

　事態対処救護要員にも米軍 IFAK のような個人用救急品セットが支給される。これは，救護要員自身が負傷した場合に，自身あるいはチームメイトにより救護してもらうためであり，医療資格に制限がないもので構成されている。事態対処救護要員は，仲間の救護あるいはテロ現場で被害に遭った負傷者の救護等の任務を与えられ，医療嚢として必要な医療資器材を携行する。ただし，事態対処救護要員には医療資格を持たない者もいる。公的医療資格で実施が許される医療行為は異なるため，医療嚢の組み入れ品が公的医療資格の保有状況に左右されないようにする。

Buy time（時間を稼ぐ）

1. 現場で行うべきこと

　事態対処医療は，現場で完結するごく軽症のものか，搬送しても救命できない重症のものを除き，後方に位置する救護所や医療機関への搬送とそこでの医療者による医療を前提に行う。現場で何ができるか，何をするかは，現場と後方の医療の位置関係，傷病者の状態，救護要員の医療資格などさまざまな条件によるが，大原則は「後方に送るまで保たせること」にある。医療機関に到着する前に死亡しないように，できること，すべきことがある。

　事態対処医療の現場で最優先であるのが，止血である。これは，事態対処においては銃創や爆傷で四肢の大血管が損傷する事例が多く，数十秒から数分以内に止血しなければ死亡するが，適切に止血して後方の医療機関で治療を受ければ生還できるからである。言い換えれば，適切な止血により，数分以内に訪れる死を回避し，数十分から数時間の後送時間を乗り切って医療機関まで生きて到達できるのである。止血帯が「時間を稼いだ」といえる。事態対処の現場では，IFAK により，医療資格の有無を問わず時間を稼ぐことができるが，その時間はごく短い。医療資格者が適切な医療器材を使用すればより長い時間を稼ぐことができる。

2. 時間を稼ぐための投資

　事態対処医療の現場では，投入する医療器材と資格者により，より長い時間を稼ぐことが期待できる。もちろん，重装備の医療資器材があれば救命効果は上がるであろうが，医療の機動性は低くなる。機動性と医療能力はトレードオフの関係にあるので，必要最小限のものを厳選しなくてはならない。反面，軽装備であれば，負傷者へのアプローチが早くなり，同じ処置でも稼げる時間も長くなる。事態対処においては，医療能力の高さと救命効果は必ずしも相関しない。

表 4-3-1　活動区域と職種に応じた医療嚢の組み入れ品

		初動対応要員					
		一般隊員	事態対処救護要員				
			救護担当隊員	救急標準課程	救急救命士	看護師	医　師
活動区域	危険区域	本人用の止血帯での止血：医療嚢は使用しない					
	準危険区域	医療嚢基本セット[*1]（JIFAK[*2]＋予備の止血帯・ガーゼ・圧迫包帯）	左記＋経鼻エアウェイ				
	安全区域	医療嚢基本セット	左記＋経鼻エアウェイ・頸椎カラー	左記＋聴診器・血圧計・バックバルブマスク・パルスオキシメーター		左記＋輸液	左記＋鎮静剤・止血鉗子・胸腔穿刺・外科的気道確保

＊1 医療嚢基本セット：JIFAK 基本セットに，予備の圧迫包帯・止血ガーゼ・止血帯を入れたもの。
＊2 JIFAK 基本セット：ターニケット 2 本，止血剤入りガーゼ 1 パック，ゴム手袋，粘着テープ，圧迫包帯 1 本，アイシールド 1 組，負傷者記録カード，はさみ，弁付きチェストシール。

任務に応じた医療

1. 地理的制約

　後送先の医療機関の位置関係，搬送可能手段（ヘリ・救急車等），搬送時間などで事態対処医療の現場で行うべき処置は当然変わってくる。搬送まで数時間かかる場合には，数時間分の「Buy time」が必要であり，酸素，薬剤や輸液や輸血といった医療資源を投入しなくてはならないこともあるが，わが国における事態対処医療は都市部での発生が想定され，医療機関までの搬送に長時間必要な場合は少ない。本節では直ちに後送可能という前提で事態対処救護要員の資器材を考えていく。

2. 事態の特性

　犯罪者の凶器が銃であるか，爆発物であるか，刀剣であるかで，受傷のタイプも負傷者の数も大きく異なる。しかし，事態対処医療の基本は MARCH であり，事態対処救護要員の資器材で最低限必要なものはある程度限定される。

3. 投入する要員の医療資格

　医療資格によって実施可能な医療行為が変わる。そのため，資格によって携行する医療嚢の組み入れ品を変えておくとよい。表 4-3-1 に資格別の医療嚢の組み入れ品の一案を提示する。前述のように，携行品が少ないほうが機動性は高まり，結果的に救命効率を上げることにもなるので，最低限のもののみをあげておく。あくまでも一案なので，事態の内容，要員の練度に応じて変更可能である。医療資格者で可能な行為でも，医師の包括的指示，具体的指示を必要とする場合があるので，医師との連携，訓練，連絡体制の整備等を平時から実施しておかなければならない。

1）無資格者：JIFAK 基本に予備の止血帯と包帯等を追加

医師の指示，指導助言や医療資格が必要なものは入れないので，基本的に JIFAK の入れ組み品と同じである。複数の負傷者の多発外傷に対応するため，携行する量を増やす。予測される負傷者1人あたり2本以上の CAT，包帯などを用意しておく。

2）救急隊員：上記のセット＋経鼻エアウェイ，頸椎カラー

JPTEC™ を受講していることが前提である。医師の指示が指導助言や医療資格が必要なものは原則として入れず，基本的に JIFAK の入れ組み品と同じであるが，予備の CAT と包帯を多めに入れておく。医師の指導助言が得られる環境であれば，経鼻エアウェイを追加することも考慮する。爆傷の患者で頸椎損傷の可能性に備え，頸椎カラーを入れておくのもよい。

3）救命士：救急隊員向けのセット＋聴診器，簡易血圧計，パルスオキシメーター，バックバルブマスク

医師の包括的指示が得られていることが前提となる。救急隊員向けのセットに加え，負傷者の人数に応じた複数の経鼻エアウェイも入れる。後方の医師への情報提供のため，聴診器，簡易血圧計，パルスオキシメーターもあるとよい。医療嚢の容量が許せば，バックバルブマスクも考慮する。

4）看護師：救命士向けのセット＋静脈路確保用の輸液セット

安全区域で医師とともに活動することが想定される。医師が鎮静薬等を直ちに投与できるように静脈路確保用の輸液セットを準備する。

5）医師：救命士向けのセット＋鎮痛薬（静脈注射），止血鉗子，胸腔穿刺，外科的気道確保セット

事態対処医療では，資格の面で実施可能でも，現場で処置するよりも後方の医療機関で安全確実に行ったほうがよい場合がある。なので，医師向けの医療嚢は救命士向けのものとほぼ同じでよい。

医師にしか許されないもので，現場で実施することを考慮すべき処置は，鎮痛，止血，緊張性気胸の胸腔穿刺，外科的気道確保である。外傷に対しては初期から鎮痛をかけるのが長期的予後も良くなるし，CAT による止血は強い痛みを伴うので，鎮痛薬の投与は現場から開始すべきである。状況が許せば，CAT による止血よりも止血鉗子で出血部位を挟んだほうがよいことがある。緊張性気胸の胸腔穿刺は医師でしかできないが，迅速に生命の危機を回避させることができる。輪状甲状靱帯切開による外科的気道確保は，近年コンパクトな器材が開発されて持ち運びしやすくなっている。

（後藤 浩也）

第 5 章

事態対処医療の現状

1 事態対処医療の関連コース

　本書においてこれまで述べてきたように，事態対処医療の概念と JPTEC™ の概念の間には何ら齟齬はなく，前者においては「安全の確保」に大きな主眼が置かれている，ということを強調してきた。

　したがって，事態対処医療の実践を行うには，まず JPTEC™ の概念を理解する必要がある。

　また，JPTEC™ と同列で扱われることが多い，救命処置・救急処置の基本を学ぶことは，重要であると考える。

　本節では，標準化されたそれぞれの処置の概要と，医師以外も実際に受講できるコースを中心に紹介する（表 5-1-1）。各コースのホームページの表現を引用した。

　なお，文中の「プロバイダー」とは，各コースを修了した者を指す。

JPTEC™（Japan Prehospital Trauma Evaluation and Care：外傷病院前救護）

　適切な処置が行われなかったこと，あるいは，不適切な処置が行われたことによって引き起こされる「防ぎ得る外傷死（preventable trauma death；PTD）」を回避するための，病院前救護に関わる人々が取得すべき知識の技能を盛り込んだ活動指針である。

　JPTEC™ は事態対処医療の根幹に関わるものであり，事態対処事案に関与する関係者の受講は強く勧められる。

　以下の 3 つのコース，およびインストラクターコースがある。

　詳細は，JPTEC™ 協議会のホームページ（https://www.jptec.jp/）も参照されたい。

1．JPTEC™ プロバイダーコース

　消防吏員，救急救命士，医師，看護師，災害医療派遣業務に従事する診療放射線技師・臨床検査技師・薬剤師，さらには救助業務，救急業務，災害医療派遣業務に従事する警察官・海上保安官・自衛官が対象となる。

　『JPTEC ガイドブック』が刊行されており，テキストとなっている。

　コース参加が決定するとプレテストが送付され，ガイドブックとともに予習する。座学の後，スキルステーションを回り，シナリオステーションで実技のまとめとする。最後に筆記試験が行われる。

2．JPTEC™ ファーストレスポンダーコース

　消防学校初任科生，救助隊員などの消防吏員，警察官，自衛官，海上保安官，山岳救助隊員，消防団員，体育教員，ライフセイバー，スポーツ救護員，スキーパトロール隊員など，外傷傷病者に

表 5-1-1　主な事態対処医療の関連コース

コース名	対象者	コース運営主体	所用時間
BLS（AHA）	一般市民，医療従事者	日本 ACLS 協会など	1 日間
ALCS（AHA）	医療従事者	日本 ACLS 協会など	2 日間
JPTEC™ プロバイダー	救急隊隊員，救急救命士，医療従事者	インストラクターを擁する病院や消防本部など	1 日間
JPTEC™ ファーストレスポンダー	警察官，消防官，一般市民	インストラクターを擁する病院や消防本部など	約 2 時間 30 分

遭遇する可能性のある非医療従事者を対象としており，傷病者発見から救急隊等への引き継ぐまでの対応を JPTEC™ の概念に基づいて学ぶコースである。公式テキスト『JPTEC 外傷のためのファーストレスポンダーテキスト』は廉価（税別 500 円）で，40 頁ほどのボリュームであり，非医療従事者にもアクセスしやすく読みやすい内容となっている。外傷に遭遇し得るすべての法執行機関職員にとってわかりやすいコースで，テキストも良質な入門書である。

3. JPTEC™ ミニコース

　主な対象者を，救急を専門としない医師や看護師，コメディカルとしている。

　プロバイダーコースの約半分の時間で，「チーム医療の一環として，病院前の外傷救護活動を体験・理解する」ことを目的としたコースである。

一次救命処置（Basic Life Support；BLS）

　特殊な器械や医薬品を用いずに行える，蘇生方法の基本である。BLS は心肺停止後の救命処置の基礎であり，「質の高い心肺蘇生法（CPR）」を行うことによって心肺停止傷病者の生存の可能性を引き上げることを目的としている。

　BLS コースでは，傷病者の初期評価方法，人工呼吸・胸骨圧迫を含む心肺蘇生法（CPR），AED の使用法を主眼としており，一般市民も参加することができる。

　学校や自動車教習所，消防署などでも，基本的な実技も含め救命講習会が行われているが，蘇生現場で一般市民が参加することは欧米と比べわが国では少なく，改善が望まれる。したがって，事態対処医療に関わる者は，積極的に BLS を取得し一般市民の規範となることが望まれる。

　国際蘇生連絡委員会（International Liaison Committee On Resuscitation；ILCOR）のガイドラインに基づいて作成・改訂がなされる。わが国の実情に合わせたガイドラインは日本蘇生協議会（Japan Resuscitation Council；JRC）から発表されているが，信頼性の高い本格的なコースの一つとして米国心臓協会（American Heart Association；AHA）が開発したコース（AHA-BLS）があり，日本各地でも行われている。日本 ACLS 協会など，AHA と正式に連携した国際トレーニングセンターが国内に 9 団体あり，それぞれの団体が AHA 公認 BLS コースを開催している。もちろん，他の団体が実施している JCR 準拠のほかの BLS コースも，ILCOR 勧告に基づく高いエビデンスレベルが保障されている。

テキスト『BLS プロバイダーマニュアル— AHA ガイドライン 2015 準拠』が書店でも販売されている。

AHA-BLS コースは一般市民でも参加可能であるが，日本 ACLS 協会などでは，一般市民のみを対象とした複数種類の「ハートセイバー」コースも開催している。

二次心肺蘇生法（Advanced Cardiovascular Life Support；ACLS）

医療従事者を対象とした蘇生方法で，医療器具や医薬品を用い，BLS から引き継いだ傷病者に行われるより高度な医療処置である。ACLS コースでは，心停止はもちろん，急性冠症候群，不整脈や脳卒中への治療介入方法を学ぶ。AHA-ALCS コースの受講には AHA-BLS プロバイダーの資格が必要である。

『ACLS プロバイダーマニュアル— AHA ガイドライン 2015 準拠』が販売されている。

その他

1.　ICLS（Immediate Cardiac Life Support）

日本救急医学会が開発した，JCR に準拠した医療従事者向けのコースである。コース開発当初は「ACLS 基礎コース」と呼ばれていたように，AHA-ACLS の基本的な部分，特に心停止時の対応に重きを置いた内容になっている。テキストとして『日本救急医学会 ICLS コースガイドブック』がある。

2.　JATEC™（Japan Advanced Trauma Evaluation and Care）

原型は米国外科学会の ATLS（Advanced Trauma Life Support）であるが，わが国にはそのままの形で導入できなかったため，日本救急医学会と日本外傷学会が共同で開発したコースである。2 日間にわたって行われ，外傷診療に携わる可能性のあるすべての医師が対象となる。外科系医師はもちろん，最近では当直業務にあたる内科系医師も数多く受講している。

病院前救護のスキルである JPTEC™ と一貫性があり，病院前救護から病院内診療までが直線的につながる。したがって，事態対処現場に臨場する医師にとって JATEC™ は必須のスキルである。

JATEC™ と関連し，外傷診療を専門とする医師を対象とした JETEC™，救急業務に従事する看護師向けの JNTEC™ が開発され，コースが運営されている。

3.　MCLS（Mass Casualty Life Support：多数傷病者への医療対応標準化トレーニングコース）

日本災害医学会が管理運営する，災害や多数傷病者事案に関するコースである。災害医療や防災業務に従事する者を対象としており，消防官，警察官，自衛官などが災害現場で実施すべき医療について理解を深められるようにコース開発されている。災害医療に興味を持つ医師，看護師，コメディカル，病院事務職員の参加も多い。

MCLS 関連コースとして，「大量殺傷型テロ対応病院内コース」や「MCLS-CBRNE」なども開

催されている。特に「MCLS-CBRNE」は化学剤，放射線，爆発災害などの特殊災害・テロ災害の初期対応を学ぶ実践的なもので，警察官がコースに参加・関与することを必須としているため，警察官の立場と医療従事者の立場との相互理解ができるものとなっている。

事態対処医療の研修・訓練

1. これまでの現状

　事態対処医療の概念は，わが国ではまだ馴染みが薄いため，研修や訓練が体系的に行われている例は少ない。法執行機関，特に警察組織との訓練は，都道府県レベルの総合防災訓練などで協働してきた施設も少なくないであろうが，「シナリオ作成，打ち合わせ，訓練，振り返り・フィードバック」が一連として行われている例は多くないと考えられる。

　「事態対処」という，災害対応とはまったく異なる状況を想定した訓練は，その特殊性から公開されるケースも少なく，シナリオ作成の段階から医療側が介入することはきわめて限定的であったと考えられる。

　したがって，事態対処医療の研修・訓練をより実践的で実りあるものにするには，シナリオ作成の時点から，医療者を交えたやり取りが必要である。

2. 研修や訓練を始める前に

　事態対処現場での法執行機関の動きを把握している医療者は少ない。秘匿事項が多いため，十分な情報が出てこないケースがあることを理解しなければならない。

　他方，法執行機関の職員は，傷病者への対応方法に必ずしも慣れていない。

　これらを理解し，それぞれが重視する内容を互いに確認したうえで，研修や訓練の計画を立てるべきである。

3. 自習と研修

　本書でも紹介されている既刊の関連書籍のうち，特に『JPTEC 外傷のためのファーストレスポンダーテキスト』は，入門書としてはちょうどよい。次いで『JPTEC ガイドブック』を読めば，外傷診療の入口は理解可能であろう。

　さらに，JPTEC™ コースは，**前述のとおり，警察官や海上保安官にも門戸が開かれているので**，積極的に受講することを勧める。ただし，半数以上のコースがクローズドで行われるため，コース開催責任者への積極的なアプローチが必要である。

　事態対処を司る機関は，各都道府県内の適切な医療機関と連携し，事態対処医療に関する研修会を行うべきである。

　研修会において，JPTEC™ コースでは網羅し切れていない内容（本書やテキスト『事態対処医療』に則った内容）を，講義や実習を通し行い，隊員に体得してもらう。

　一方で，事件現場において，警察官がどのような装備を持ち，どのような動きをとるのかを医療者に理解してもらう。

4．訓練

　相互の活動内容を理解した後，「事態対処医療チーム」が参加する訓練を計画・立案する。

　事態対処医療チームが現場にいること自体が慣れないことであるので，現場レベルですり合わせを行いながら，活動を行う。

　そのうえで，訓練後に振り返りを行い，改善点を模索する。

　わが国でもテロ等の事態対処医療を必要とする事案が発生する蓋然性は高く，医療チームが投入されることを想定した訓練を行うことが望まれる。

（萩原　純）

2 テロ・多数殺傷事件等における 事態対処医療の実践講習

目標

①テロ・多数殺傷事件現場における救命率向上のため，止血と離脱の重要性を理解する。

②同現場における負傷者の病態をそれぞれの立場から理解する。

③ターニケットを安全に使用することができる。

④安全な離脱方法を選択し，実行することができる。

講習内容

例）	大項目	小項目	到達目標
13:00～13:10 (10 分)	導入	講習の概要	
13:10～13:30 (20 分)	事態対処医療について	・定義 ・概要 ・事例	・事態対処医療の概要を自ら説明できる ・事例からターニケットなどの必要性を理解する
13:30～14:10 (40 分)	出血の病態と止血の理論	・出血と生体反応 ・ショック ・止血法の種類と理論 　直接圧迫止血 　止血点圧迫止血法 　止血帯法	・出血について理解する ・ショックについて理解する ・止血の理論について理解する ・止血方法を述べることができる
14:10～15:30 (80 分)	ターニケットの目的と使用法	・ターニケットの種類と構造 ・ターニケットの使用法 ・ターニケットの合併症 ・質疑応答	・ターニケットの種類・構造について理解する ・ターニケットを使用できる ・ターニケットの合併症を理解する
（休憩）			
15:40～17:00 (80 分)	離脱・後送について	・離脱・後送の概要と注意点 ・離脱手法と理論 ・回復体位	・離脱・後送の重要性，注意点を理解する ・状況に合わせた離脱手法を実践できる ・適切に気道確保と回復体位を実践できる
17:00～17:10 (10 分)	まとめ		

・講習対象は，一般市民，警察職員，海上保安庁職員，消防職員とする。

・講習時間は，合計 4 時間程度とする。

・医療資格を有する者は，資格レベルに合わせて大項目 2 を省略するなど柔軟に対応できるものとする。

- 定期的な再講習が望ましい。

準備物品

- 5 人程度を 1 グループとし，1 グループに 1 個以上のトレーニング用のターニケット，離脱用ロープなどを準備する。
- 止血効果確認のためのパルスオキシメーターを準備するのが望ましい。
- 離脱訓練時のマットレスなどの準備を考慮する。

（布施 明）

事件現場における
事態対処医療標準ガイドブック

定価（本体価格 2,300 円＋税）

2020年 3 月 30 日　第 1 版第 1 刷発行

監　修／一般社団法人 日本臨床救急医学会
編　集／日本臨床救急医学会
　　　　　法執行機関との医療連携のあり方に関する検討委員会
　　　　　研修コース等検討小委員会
発行者／佐藤　枢
発行所／株式会社 へるす出版
　　　　　〒164-0001　東京都中野区中野 2 - 2 - 3
　　　　　Tel. 03（3384）8035［販売］　03（3384）8177［編集］
　　　　　振替 00180-7-175971
　　　　　https://www.herusu-shuppan.co.jp
印刷所／永和印刷株式会社

©2020, Printed in Japan
落丁本，乱丁本はお取り替えいたします。　　　　　　　　　〈検印省略〉
ISBN978-4-89269-998-6